Thérapeutique pour le pharmacien

endocrinologie diabétologie

CHEZ LE MÊME ÉDITEUR

Dans la même collection

CARDIOLOGIE, par J.-P. BELON. 1998, 104 pages.

DERMATOLOGIE, par D. LAMBERT et J.-P. BELON. 1998, 144 pages.

HÉPATO-GASTROENTÉROLOGIE, par P. HILLON et J.-P. BELON. 1999, 96 pages.

HÉMATOLOGIE, par E. SOLARY et J.-P. BELON. 1999 .136 pages

OPHTALMOLOGIE, par V. GUERZIDER, C. MORALES et J.-P. BELON. 1999. 132 pages.

INFECTIOLOGIE, par H. PORTIER, M. GRAPPIN et J.-P. BELON. 1999. 104 pages.

PÉDIATRIE, par F. HUET, J.-V. DE MONLÉON et J.-P. BELON. 2000. 112 pages.

PSYCHIATRIE, par J.-M. PINOIT, F. GIMENEZ et J.-P. BELON. 2000. 104 pages.

VADEMECUM DES URGENCES ET DES PREMIERS SOINS À L'OFFICINE, par P. RAYET, J.-P. BELON, P. WIERRE et F. GIMENEZ. 2000. 104 pages.

ORL, par P. ROMANET, S. DARANTIÈRE, J.-P. BELON et F. GIMENEZ. 2001. 72 pages.

Autres ouvrages

ENDOCRINOLOGIE, par L. PERLEMUTER et J.-L. THOMAS. Collection « Abrégés connaissances et pratique ». 2003. 512 pages.

DIABÈTE ET MALADIES MÉTABOLIQUES, par L. PERLEMUTER, G. COLLIN DE L'HORTET et J.-L. SÉLAM. Collection « Abrégés connaissances et pratique ». 2003. 352 pages.

GUIDE PRATIQUE DU DIABÈTE, par A. GRIMALDI. 2003. 416 pages.

Thérapeutique pour le pharmacien

endocrinologie diabétologie

Jean-Michel Petit

Jean-Jacques Altman

Jean-Paul Belon

thérapeutique pour le pharmacien

MASSON

sous la direction du Pr Jean-Paul Belon

Maquette intérieure : studio Callisphère
Certains chapitres d'endocrinologie ont été réalisés
avec l'aimable collaboration des docteurs Françoise Galland et Sabine Rudoni,
service d'endocrinologie du professeur Jean-Marcel Brun, CHRU de Dijon.

ISBN : 978-2-294-00348-6
ISSN : 1290-015X

MASSON S.A.S. – 21, rue Camille-Desmoulins - 92789 Issy-les-Moulineaux Cedex 09

Avant-propos sur la collection

Les pathologies présentées dans les ouvrages de cette collection ont été choisies en fonction de leur fréquence hospitalière et ambulatoire, mais aussi en fonction de l'intérêt thérapeutique qu'elles présentent dans le cadre de l'activité officinale du pharmacien.

Ces manuels ont pour objectif d'apporter au pharmacien étudiant et professionnel tous les éléments lui permettant de **comprendre la démarche thérapeutique du praticien**, grâce à la description de la physiopathologie et l'explication détaillée des objectifs et de la conduite des traitements.

Une attention particulière est portée sur la **justification du choix des médicaments et des protocoles thérapeutiques mis en œuvre** ; aussi souvent que nécessaire, la **démarche thérapeutique hospitalière et/ou ambulatoire** est décrite avec précision et **illustrée** pour chaque cas clinique, avec **un ou plusieurs exemples d'ordonnances.**

À l'heure où l'enseignement intégré de certaines disciplines (séméiologie, pharmacologie, pharmacie clinique, etc.) est nécessaire pour préparer efficacement l'étudiant à son métier, **la thérapeutique s'inscrit au premier rang des disciplines indispensables à la bonne pratique de l'exercice officinal** ; sa parfaite connaissance est le garant du bon usage du médicament. Son enseignement requiert une synthèse des connaissances fondamentales et cliniques.

La conduite de l'enseignement de la thérapeutique s'inscrit particulièrement bien dans la démarche d'une meilleure professionnalisation des études pharmaceutiques.

Dans chacun des ouvrages, les informations sont apportées suivant un même plan pédagogique. **Les chapitres composant ce plan décrivent successivement les pathologies, les examens complémentaires, les principaux effets indésirables et interactions médicamenteuses, les RMO** et, chaque fois qu'il est nécessaire, **les constantes biologiques humaines usuelles.**

Chaque démarche thérapeutique est appréhendée selon un même schéma descriptif permettant au lecteur de suivre logiquement le traitement spécifique requis pour chacune des pathologies envisagées :

→ la connaissance de la **physiopathologie** de la maladie permet de mieux comprendre les **objectifs du traitement** et le **choix des médicaments** ;
→ l'explication de la **conduite du traitement** permet de mieux saisir la stratégie thérapeutique envisagée ;
→ l'**explication du protocole thérapeutique pratique** à l'hôpital et/ou en ambulatoire est détaillée et complétée par **un ou plusieurs exemples d'ordonnances.**

Dans le même esprit, **les examens et explorations fonctionnelles complémentaires** sont explicités sous forme de fiche décrivant l'essentiel des informations pouvant être dispensées par le pharmacien, au cours de son exercice quotidien à l'officine ; elles lui permettent également de suivre la démarche du praticien dans sa recherche diagnostique et dans la constitution du dossier médical. Les **effets indésirables et interactions médicamenteuses** relatifs aux médicaments les plus couramment prescrits présentés dans chaque ouvrage, sont des rappels minimum minimorum nécessaires à une prescription et une dispensation de qualité. Enfin, lorsqu'elles sont mentionnées, les **tables des valeurs biologiques usuelles** permettent, notamment à l'étudiant hospitalier, de suivre le dossier biologique d'un patient.

Table des matières

Abréviations

ACTH	Hormone corticotrope
ADH	Hormone antidiurétique
ADN	Acide désoxyribonucléique
AFSSAPS	Agence française de sécurité sanitaire des produits de santé
AINS	Anti-inflammatoires non stéroïdiens
AMM	Autorisation de mise sur le marché
ANAES	Agence nationale d'accréditation et d'évaluation en santé
ATS	Antithyroïdiens de synthèse
CMT	Cancer médullaire de la thyroïde
CRP	*C Reactive Protein*
DHEA	Déhydroépiandrostérone
DNID	Diabète non insulinodépendant (diabète de type II)
EE	Éthynilestradiol
FSH	Hormone folliculostimulante
GAD	*Glutamic Acid Decarboxylase*
GH	Hormone de croissance
GMNT	Goitre multinodulaire toxique
GnRH	*Gonadotropin-Releasing Hormone*
HbAlc	Hémoglobine glyquée ou glycosylée
HC	Hypercholestérolémie
HGPO	Hyperglycémie provoquée par voie orale
HTA	Hypertension artérielle
IDE	Infirmière diplômée d'État
IEC	Inhibiteur de l'enzyme de conversion
IGF	*Insulin-like Growth Factor*
IL1	Interleukine 1
IM	Intramusculaire
IMC	Indice de masse corporelle
IRM	Imagerie par résonance magnétique
IRMA	Dosage immunoradiométrique
IV	Intraveineux
LCR	Liquide céphalorachidien
LH	Hormone lutéinisante
NFS	Numération-formule sanguine
OMS	Organisation mondiale de la santé
OPK	Ovaires polykystiques
PPR	Pan-photocoagulation rétinienne
PRL	Prolactine

PTU	Propylthiouracile
RMO	Références médicales opposables
T3	Tri-iodothyronine
T4	Tétra-iodothyronine (ou thyroxine)
TBG	*Thyroxin Binding Globulin*
THS	Traitement hormonal substitutif
TRH	Thyréolibérine
TSH	Thyréostimuline
TSHus	TSH ultrasensible
VS	Vitesse de sédimentation

Partie I

Pathologies

Goitre et nodules thyroïdiens

Physiopathologie

Un goitre correspond à une augmentation de volume de la thyroïde. La thyroïde normale doit être inférieure au volume correspondant à la première phalange du patient. Le diagnostic d'un goitre est donc évoqué lors de la palpation clinique ; il sera confirmé et précisé par l'échographie. On doit différencier plusieurs situations cliniques : le goitre simple, les nodules et les goitres ou nodules avec dysthyroïdie. L'objectif essentiel de la consultation sera de dépister une dysthyroïdie associée à ce goitre et de ne pas laisser passer un éventuel cancer thyroïdien en cas de goitre nodulaire. L'examen clinique précisera le caractère du goitre, homogène ou non, et celui des nodules : durs, suspects, ou de consistance molle, rassurante. Il recherchera les signes associés tels que les adénopathies cervicales, et les signes de compression (dysphonie, dyspnée, dysphagie), qui orientent plutôt vers une pathologie cancéreuse.

Goitre simple avec euthyroïdie clinique et biologique

Il s'agit en général d'une femme jeune chez laquelle on découvre un goitre homogène, non suspect. Les dosages hormonaux sont dans les limites de la normale. Il s'agit d'un goitre diffus, favorisé par les carences iodées et par des facteurs génétiques. La prévention de la carence iodée permet de diminuer l'incidence de cette pathologie dans la population. La prescription d'un traitement freinateur de la TSH comme les hormones thyroïdiennes est susceptible de limiter la croissance de ce goitre.

Goitre nodulaire avec TSH normale

L'objectif est la recherche d'un cancer thyroïdien. Le caractère pierreux et fixé du nodule, l'existence d'adénopathies cervicales associées et les signes de compression orientent vers un cancer thyroïdien. La scintigraphie montre une absence de fixation ; il s'agit d'un nodule froid dont la fréquence du caractère cancéreux est de l'ordre de 5 %. Le diagnostic peut être affiné par une cytoponction du nodule avec étalement sur lame. Le caractère suspect cliniquement, ou sur la cytologie, la taille supérieure à 3 cm, la notion d'une croissance rapide imposent un geste chirurgical. Si l'examen extemporané est en faveur d'un cancer thyroïdien, le chirurgien réalisera le plus souvent une thyroïdectomie totale avec curage ganglionnaire. Ultérieurement, le patient bénéficiera d'un traitement par iode 131, puis d'un traitement freinateur par L-thyroxine pour limiter la croissance de cellules tumorales résiduelles.

Goitre homogène avec hyperthyroïdie

Il s'agit en général d'une maladie de Basedow avec augmentation des anticorps anti-récepteurs de la TSH.

Nodules avec hyperthyroïdie

Il s'agit soit d'un nodule simple extinctif, soit d'un goitre multinodulaire toxique (GMNT). La scintigraphie montre un nodule chaud hyperfixant avec extinction du reste du parenchyme thyroïdien en cas de nodule toxique. Pour les GMNT, la scintigraphie objective plusieurs nodules hyperfixants avec extinction du reste du parenchyme thyroïdien. Dans les deux cas, le traitement fera appel soit à la chirurgie, soit à un traitement par l'iode 131.

Objectifs du traitement

- Détecter les nodules qui relèvent d'un traitement chirurgical.
- Porter l'indication d'un traitement freinateur.

Conduite du traitement

Goitre simple

Il relève d'un traitement freinateur par L-thyroxine. L'objectif est d'obtenir une réduction du volume du goitre et d'éviter l'apparition de nodules intraparenchymateux. La dose de L-thyroxine sera adaptée afin d'obtenir une TSHus inférieure ou égale à 0,5 mUI/L. Des signes de mauvaise tolérance (tachycardie, diarrhée, nervosisme…) seront systématiquement recherchés lors de la consultation.

Nodules hyperfixants avec hyperthyroïdie

Un traitement chirurgical sera proposé aux patients porteurs de nodules non fixants associés à ces nodules hyperfixants. En cas de nodules hyperfixants extinctifs sans autre pathologie thyroïdienne associée, un traitement chirurgical ou une radiothérapie métabolique (iode 131) peuvent se discuter. L'iode sera privilégié chez le sujet âgé ou présentant une éventuelle contre-indication opératoire, la chirurgie sera privilégiée chez la femme jeune en âge de procréer.

Goitre avec prolongement endothoracique

Le traitement sera chirurgical quel que soit l'âge du patient du fait des risques compressifs intrathoraciques.

Cancer thyroïdien différencié

La difficulté initiale est de repérer les nodules suspects pour proposer au patient une chirurgie adaptée. Le geste chirurgical initial sera le plus souvent une thyroïdectomie totale bilatérale avec curage ganglionnaire. Le geste sera complété par une dose thérapeutique d'iode 131 (100 millicuries). Il s'agit d'un cancer hormonodépendant. La croissance tumorale est stimulée par la TSH. Le patient bénéficiera donc par la suite d'un traitement substitutif et freinateur par L-thyroxine, avec pour objectif l'obtention d'une TSHus inférieure à 0,1 UI/L. Le risque de métastases secondaires (os, poumons, ganglions) justifie une surveillance régulière. Le dosage de thyroglobuline plasmatique permet un dépistage précoce de ces métastases. Le dosage peut être sensibilisé par l'arrêt temporaire du traitement par L-thyroxine à l'occasion d'une scintigraphie corporelle totale ou par l'injection de TRH recombinante *(Thyrogen)*. En effet, l'injection de *Thyrogen* tout en conservant le traitement par L-thyroxine permet d'obtenir une augmentation importante de la TSH plasmatique, ce qui stimule les cellules cancéreuses thyroïdiennes résiduelles et provoque ainsi la sécrétion de thyroglobuline, qui devient détectable lors du dosage. L'augmentation de la thyroglobuline confirme la présence de métastases à distance, qui seront traitées par une nouvelle dose thérapeutique d'iode 131 après 6 semaines d'arrêt du traitement par L-thyroxine.

Autres cancers thyroïdiens

Le cancer médullaire de la thyroïde (CMT) se présente comme un cancer différencié classique, avec comme particularité la possibilité de flush ou de diarrhée secondaire à l'hypersécrétion de calcitonine par la tumeur. Il s'agit dans 30 % des cas de formes familiales (néoplasie endocrinienne multiple de type II), qui associent un CMT à une hyperparathyroïdie et à un phéochromocytome. Le dosage plasmatique de la calcitonine est utilisé comme marqueur tumoral. Il permet le dépistage des CMT et des métastases secondaires. Le traitement est essentiellement chirurgical. Le traitement freinateur ou les doses d'iode 131 sont sans intérêt dans les CMT. Un dépistage génétique sera proposé à la famille d'un patient porteur d'une néoplasie endocrinienne multiple.

EXEMPLE D'ORDONNANCE

Traitement freinateur d'une femme porteuse d'un cancer thyroïdien différencié

Prendre tous les jours, le matin à jeun, ***Lévothyrox***, 150 μg par jour.
Prévoir dans 6 mois le dosage de : thyroglobuline, TSHus et T4.

Notes

Hyperthyroïdies

Physiopathologie

L'hyperthyroïdie est secondaire à un excès de synthèse et de sécrétion d'hormones thyroïdiennes, la thyroxine (T4) et la tri-iodothyronine (T3). Les causes les plus fréquentes d'hyperthyroïdie sont : la maladie de Basedow liée à un hyperfonctionnement de la totalité du corps thyroïde, les nodules thyroïdiens toxiques uniques ou multiples et les surcharges iodées.

Données cliniques

La sévérité des symptômes de l'hyperthyroïdie est en relation avec l'ancienneté de la maladie, l'âge du patient et le niveau d'excès d'hormones thyroïdiennes dans la circulation. Les principaux symptômes associés à l'hyperthyroïdie sont :

- ➜ les signes généraux (perte de poids, asthénie, accélération du transit, thermophobie) ;
- ➜ les troubles neurologiques (anxiété, nervosisme, irritabilité, tremblements, troubles de l'humeur, augmentation des réflexes ostéotendineux, fatigue musculaire) ;
- ➜ les troubles cardiaques (palpitations, tachycardie, fatigabilité à l'effort, dyspnée) ;
- ➜ l'hypertrophie thyroïdienne et les signes ophtalmologiques dans le cas de la maladie de Basedow.

Le diagnostic biologique de l'hyperthyroïdie est évoqué après la mise en évidence d'une augmentation franche de la T4 libre plasmatique associée à un taux de TSH indétectable. La recherche d'anticorps anti-récepteurs de la TSH est positive dans le cas de la maladie de Basedow. La scintigraphie thyroïdienne va permettre de faire le diagnostic différentiel des diverses formes d'hyperthyroïdie. Dans le cas de la maladie de Basedow, la scintigraphie montre une fixation intense et homogène du corps thyroïde ; dans le cas d'une hyperthyroïdie secondaire à une surcharge iodée, la fixation thyroïdienne est nulle. Les hyperthyroïdies nodulaires se traduisent scintigraphiquement par un aspect de nodules hyperfixants avec une extinction du parenchyme thyroïdien sain.

Les principales complications des hyperthyroïdies sont la cardiothyréose et la crise aiguë thyrotoxique. La cardiothyréose regroupe les complications cardiaques de l'hyperthyroïdie, avec notamment les troubles du rythme (arythmie par fibrillation auriculaire, flutter) et l'insuffisance cardiaque. Les troubles du rythme justifient la mise sous traitement anticoagulant. La crise aiguë thyrotoxique représente l'évolution terminale d'une hyperthyroïdie non ou mal traitée. Elle associe une fièvre élevée, une déshydratation, une insuffisance cardiaque et une atteinte musculaire souvent sévère.

Objectifs du traitement

- Améliorer les symptômes de l'hyperthyroïdie.
- Supprimer l'hypersécrétion hormonale.

Conduite du traitement

Traitement symptomatique

- Repos.
- Éviter l'exposition au soleil.
- Action sur les signes neuropsychiatriques par la prescription d'anxiolytiques et d'hypnotiques si nécessaire.
- Ralentir la fréquence cardiaque à l'aide de bêtabloquants comme le propanolol, qui a en plus un effet favorable en diminuant la conversion de T4 en T3, ce qui permet de réduire le taux de la forme la plus active d'hormones thyroïdiennes.

Antithyroïdiens de synthèse (ATS)

Le néomercazole et le propylthiouracile (PTU) sont disponibles depuis les années 1940. Le taux de rémissions et de rechutes est variable selon le type d'hyperthyroïdies. Le taux de guérison définitive est de l'ordre de 50 % pour la maladie de Basedow alors que la rechute à l'arrêt des ATS est pratiquement systématique dans les hyperthyroïdies nodulaires. Ces traitements sont susceptibles de provoquer des effets secondaires de type immuno-allergiques (rash cutané, hépatite, et agranulocytose). Une surveillance régulière de la numération formule est indispensable en début de traitement. Les ATS représentent le traitement de prédilection de la maladie de Basedow.

Iode 131

L'administration d'une faible dose d'iode 131 a pour but d'obtenir un retour en euthyroïdie. Il agit par irradiation locale et permet une destruction du parenchyme thyroïdien. Le risque principal est le passage en hypothyroïdie définitive. Les patients âgés ou présentant une cardiothyréose nécessitent une préparation par ATS avant l'administration d'une dose d'iode 131. Il est nécessaire d'attendre 4 à 6 mois avant d'obtenir le retour en euthyroïdie. L'iode radioactif est contre-indiqué chez la femme enceinte. Ses indications principales concernent les rechutes de maladies de Basedow, notamment en cas de contre-indication à la chirurgie et les nodules toxiques extinctifs.

Chirurgie

Une thyroïdectomie partielle, ou subtotale peut être préconisée pour traiter des hyperthyroïdies notamment chez les patients porteurs de goitre volumineux ou lors de la coexistence de nodules froids. Les risques de la chirurgie sont l'hypoparathyroïdie et la paralysie récurrentielle.

EN PRATIQUE

Le traitement d'une hyperthyroïdie justifie le plus souvent le recours aux antithyroïdiens de synthèse.

Les ATS nécessitent un suivi hématologique régulier les deux premiers mois afin de dépister une éventuelle agranulocytose.

La chirurgie ou l'iode 131 seront réservés aux échecs des ATS ou à des situation particulières comme les problèmes de compliance ou les hyperthyroïdies sur goitre volumineux.

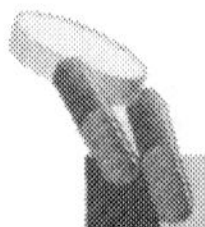

EXEMPLE D'ORDONNANCE

Femme de 42 ans porteuse d'une maladie de Basedow d'intensité moyenne

Néomercazole 20 mg : 2 comprimés le matin pendant 15 jours puis 1 comprimé par jour.

Propranolol 40 mg : 1/2 comprimé, 3 fois par jour.

Alprazolam 0,25 mg : 3 comprimés par jour.

Repos à domicile, éviter l'exposition au soleil.

En cas de fièvre ou d'angine consulter immédiatement le médecin traitant.

Surveillance

– numération formule sanguine tous les 15 jours pendant 2 mois ;

– T4L et TSHus dans 4 et 8 semaines.

Notes

Hypothyroïdie

Physiopathologie

L'hypothyroïdie est l'ensemble des signes cliniques et biologiques engendrés par la carence en hormones thyroïdiennes.
Les hormones thyroïdiennes sont fabriquées dans les vésicules thyroïdiennes, à partir d'un acide aminé, la tyrosine. Il existe plusieurs étapes de couplages et une iodation pour aboutir à la T3 (tri-iodothyronine) et la T4 (tétra-iodothyronine). Elles circulent ensuite fixées à une globuline, appelée *Thyroxin Binding Globulin* (TBG) et seules les formes libres sont actives. La T4 est désiodée en périphérie par une désiodase en T3 active ou T3 inverse (forme inactive), en fonction des besoins métaboliques. Les hormones thyroïdiennes sont stimulées par la thyréostimuline (TSH), hormone hypophysaire, elle-même stimulée par la thyréolibérine (TRH), hormone hypothalamique. Il existe un rétrocontrôle négatif de T3 et T4 sur la TSH.
Les hormones thyroïdiennes stimulent le métabolisme et le système nerveux sympathique essentiellement aux niveaux musculaire, digestif et cérébral. En cas d'insuffisance thyroïdienne, il existe un ralentissement général de l'organisme et du métabolisme.

Données cliniques

L'hypothyroïdie est dite périphérique lorsqu'elle provient d'une anomalie du corps de la thyroïde; elle est dite centrale quand la commande hypothalamo-hypophysaire est atteinte. Ici seront abordées uniquement les hypothyroïdies d'origine périphérique.

L'hypothyroïdie est plus fréquente chez la femme; les causes sont d'origine auto-immune ou iatrogène le plus souvent. Les principales sont :

- ➜ troubles acquis de l'hormonogenèse, d'origine pharmacologique. Les médicaments ou famille de médicaments incriminés sont le lithium, les antithyroïdiens de synthèse, l'interféron et les thérapeutiques iodées;
- ➜ destruction iatrogène du corps thyroïde (chirurgie ou iode radioactif);
- ➜ thyroïdites (voir « Thyroïdites »);
- ➜ hypothyroïdie primitive.

D'autres causes plus rares sont diagnostiquées dans l'enfance : athyréose ou ectopie thyroïdiennne, trouble congénital de l'hormonogenèse.

Les principaux signes cliniques sont les suivants :

- ➜ infiltration cutanéomuqueuse et troubles des phanères;
- ➜ symptômes cardiovasculaires : bradycardie, angor, rare mais plus fréquemment révélé à l'instauration du traitement substitutif;
- ➜ manifestations neurologiques et psychiatriques : syndrome du canal

carpien, ralentissement intellectuel, dépression ; la complication majeure est le coma myxœdémateux, qui associe hypothermie, bradycardie et bradypnée ;
- constipation ;
- retentissements endocriniens : chez l'homme, impuissance, chez la femme, troubles du cycle menstruel divers allant jusqu'à l'aménorrhée.

Diagnostic

Le diagnostic de l'hypothyroïdie périphérique est à tout âge fondé sur le dosage plasmatique de TSH ultrasensible (us). L'élévation de celle-ci est la condition nécessaire et suffisante pour affirmer le diagnostic. Elle est nécessaire car il n'y a pas d'hypothyroïdie périphérique sans élévation de la TSH. Elle est suffisante car la TSH plasmatique n'est jamais élevée en dehors de l'hypothyroïdie, sauf exception.

T3L et T4L sont basses dans les formes franches mais le plus souvent le tableau biologique associe une TSH élevée avec des hormones périphériques dans la norme.

L'hypercholestérolémie peut être une conséquence de l'hypothyroïdie (ralentissement de la destruction du cholestérol) et peut donc révéler la maladie. En l'absence de facteur de risque vasculaire personnel ou d'antécédent familial de dyslipidémie, il faut évoquer le diagnostic.

Objectifs du traitement

- Supprimer les signes cliniques.
- Normaliser la TSH.

Conduite du traitement

Le traitement n'est jamais urgent en dehors du coma myxœdémateux. Il faut être certain du diagnostic avant de l'entreprendre.

On utilise la thyroxine lévogyre, qui se présente en gouttes ou en comprimés : *Thyroxine* (comprimés à 100 µg), *Lévothyrox* (comprimés à 25, 50, 75, 100, 125, 150, 175 µg), *Thyroxine* (gouttes : 1 goutte = 5 µg). En dehors des troubles acquis de l'hormonogenèse et de certaines thyroïdites, il s'agit le plus souvent d'un traitement à vie.

Chez l'adulte, le principal obstacle au traitement est le risque d'ischémie coronarienne. Cela justifie une posologie progressive avec surveillance cardiologique.

La surveillance s'effectue par un dosage de TSH entre 6 et 8 semaines après l'instauration du traitement à dose stable. Chaque nouvelle modification posologique impose un contrôle de TSH. Quand l'euthyroïdie biologique est obtenue, un contrôle biannuel est suffisant.

EN PRATIQUE

Le plus souvent le diagnostic d'hypothyroïdie est porté en l'absence des signes cliniques précédemment décrits. Il se fait à l'occasion d'un dosage de TSH pratiqué dans certaines circonstances :

- antécédents de thyroïdectomie ou administration d'iode radioactif à des fins thérapeutiques ;
- sujet recevant un traitement entravant le fonctionnement thyroïdien ;
- consultation pour hypercholestérolémie, dépression, syndrome du canal carpien.

La décision de traitement peut être difficile quand il n'existe pas de symptômes (en dehors des antécédents de thyroïdectomie chirurgicale ou de iodothérapie). La mise en route du traitement doit être prudente chez les sujets de plus de 50 ans en raison de l'ischémie coronarienne potentielle.

EXEMPLE D'ORDONNANCE

Traitement chez un sujet jeune, sans antécédent cardiovasculaire, dont l'hypothyroïdie est récente

Prendre tous les jours, à jeun, 1 cp de *Lévothyrox* 75 µg, pendant 2 mois.

Surveillance

Faire pratiquer à 2 mois un dosage plasmatique de TSHus.

La posologie sera augmentée par paliers de 25 µg tous les 2 à 3 mois jusqu'à normalisation de la TSH.

Notes

EXEMPLE D'ORDONNANCE

Traitement chez le sujet âgé et/ou insuffisant coronarien

Initiation recommandée en milieu hospitalier.

Prendre tous les jours, à jeun, 1 ou 2 gouttes de ***Thyroxine***, soit 5 ou 10 µg. Augmenter de 1 ou 2 gouttes par semaine en fonction de la surveillance clinique.

Surveillance

Interroger le malade quotidiennement sur des signes éventuels d'angor et réaliser un examen médical ainsi qu'un électrocardiogramme.

S'il n'y a pas d'anomalie, augmentation de 1 ou 2 gouttes avec un palier d'au moins 3 jours.

S'il existe une anomalie clinique ou électrocardiographique d'angor, retour à la posologie inférieure et augmentation de la durée du palier, avec renforcement parallèle du traitement antiangineux.

La dose d'entretien sera celle qui n'aura pas entraîné de symptômes, même si la TSHus n'est pas normalisée.

Notes

Thyroïdites

Physiopathologie

Le terme « thyroïdite » recouvre plusieurs types d'atteintes thyroïdiennes.

Thyroïdite auto-immune ou thyroïdite de Hashimoto

Elle se caractérise par la présence d'un goitre avec des taux élevés d'anticorps antithyroïdiens (anticorps antithyroperoxydases). L'évolution naturelle se fait vers l'hypothyroïdie. Il s'agit de la cause la plus fréquente d'hypothyroïdie. À l'échographie, la thyroïde apparaît hypoéchogène. Dès l'apparition d'une hypothyroïdie biologique, un traitement par lévothyroxine peut être institué.

Thyroïdite du post-partum

Elle correspond à une inflammation lymphocytaire survenant quelque mois après l'accouchement. Cette thyroïdite est plus fréquente chez les patientes présentant des taux d'anticorps antithyroperoxydases élevés ou ayant des antécédents de maladie auto-immune comme un diabète de type I. L'évolution classique se fait en 3 phases : hyperthyroïdie modérée pendant plusieurs semaines, suivie d'une période d'hypothyroïdie de quelques mois et enfin retour à l'état d'euthyroïdie. Cette thyroïdite est indolore. La scintigraphie thyroïdienne est blanche, c'est-à-dire que le radio-isotope ne se fixe pas au niveau de la thyroïde. Les patientes retrouvent un fonctionnement thyroïdien normal spontanément, après la phase d'hypothyroïdie. Le risque de rechute lors d'une grossesse ultérieure est important (70 %).

Thyroïdite subaiguë de De Quervain

Elle est la cause la plus fréquente de douleur du corps thyroïde. On retrouve fréquemment un épisode d'infection virale dans les 3 semaines qui précèdent l'apparition d'une thyroïdite subaiguë. Cliniquement, elle se manifeste par des prodromes associant myalgies, fièvre et asthénie. Puis les patients se plaignent de douleurs cervicales et de fièvre. Environ 50 % des patients ont des symptômes en rapport avec une hyperthyroïdie transitoire. Le plus souvent la biologie thyroïdienne se normalise en quelques semaines. La biologie initiale retrouve un syndrome inflammatoire avec une augmentation de la VS et de la CRP. La scintigraphie montre une captation très faible du traceur. Le traitement est essentiellement symptomatique. Les formes modérées sont traitées par des AINS ou de l'acide salicylique, les formes sévères nécessitent le recours à une corticothérapie sur une période de 4 à 6 semaines.

Objectifs du traitement

- Améliorer les symptômes de l'hyper ou de l'hypothyroïdie transitoire.
- Supprimer les douleurs cervicales dans la thyroïdite subaiguë de De Quervain.

Conduite du traitement

Chaque type de thyroïdite nécessite une prise en charge spécifique. Dans la thyroïdite de Hashimoto, un traitement substitutif par hormones thyroïdiennes sera à instituer assez précocement, d'autant plus si le patient est symptomatique ou s'il présente des nodules thyroïdiens. Dans la thyroïdite de De Quervain, l'essentiel sera de diminuer la symptomatologie douloureuse cervicale et de proposer un traitement symptomatique de l'hyperthyroïdie transitoire. Le recours à un traitement anti-inflammatoire est souvent indispensable. Une corticothérapie orale sera proposée à la dose de 0,5 mg/kg/j pendant 15 jours puis diminuée de façon progressive sur 6 à 10 semaines. La thyroïdite indolore du *post-partum* ne justifie qu'un traitement symptomatique. À la phase d'hyperthyroïdie transitoire, un traitement par antithyroïdiens de synthèse risquerait de précipiter le passage en hypothyroïdie.

EXEMPLE D'ORDONNANCE

Patient de 38 ans porteur d'une thyroïdite subaiguë de De Quervain

Cortancyl : 30 mg le matin pendant 15 jours diminuer ensuite à 25 mg par jour pendant 2 semaines, puis diminuer à 20 mg par jour pendant 2 semaines.

Régime alimentaire peu salé.

Mopral 20 : 1 gélule par jour pendant 4 semaines.

Notes

Thyroïde et surcharge iodée

Physiopathologie

Les surcharges iodées proviennent généralement de deux catégories de produits : les médicaments ou les produits de contraste radiologiques. L'iode excédentaire s'élimine de l'organisme au plus tard en 6 semaines, sauf l'amiodarone, qui nécessite un an d'élimination parfois et le lipiodol, qui persiste « à vie » dans l'organisme. Selon l'état thyroïdien antérieur, le stock d'iode intrathyroïdien, la dose d'iode administrée et sa durée d'élimination, la surcharge iodée peut être sans influence, induire une dysthyroïdie ou aggraver une dysthyroïdie préexistante.

Le mécanisme physiopathologique essentiel au déclenchement d'une dysthyroïdie dans ces cas est un blocage de l'organification de l'iode thyroïdien (premières étapes de la biosynthèse des hormones thyroïdiennes), conduisant à une hypothyroïdie. Parfois l'accumulation d'iode dans la thyroïde peut conduire à une hyperthyroïdie.

Il existe deux cas particuliers de dysfonctionnement thyroïdien d'origine médicamenteuse sans surcharge iodée :

➜ le carbonate de lithium (*Actiphos, Théralithe* et *Théralithe LP*) bloque la protéolyse de la thyroglobuline et donc la libération des hormones thyroïdiennes, induisant une hypothyroïdie. Très rarement survient une hyperthyroïdie;

➜ l'interféron alpha favorise des dysthyroïdies (hypo ou hyperthyroïdies) auto-immunes sur un terrain prédisposé. Le dosage des anticorps antiperoxydases (TPO) est recommandé avant de débuter ce type de traitement.

Données cliniques et diagnostic

La fréquence des dysthyroïdies induites par l'amiodarone *(Cordarone)* impose de demander un dosage de TSH avant la mise en route de ce traitement, pendant la durée du traitement et après l'arrêt s'il existe des signes cliniques évocateurs.

La mise en évidence de la surcharge iodée se fait à l'interrogatoire et à l'aide de dosages urinaires. Sa fréquence est importante et mérite d'être recherchée systématiquement L'interrogatoire fait préciser la liste des médicaments actuels et ceux des mois précédents; il recherche la notion d'un examen radiologique récent avec produit de contraste iodé. La surcharge iodée est affirmée si

le dosage de la iodurie des 24 heures est > 400 µg/24 h (norme < 150 µg/24 h).
Le diagnostic d'hypo ou d'hyperthyroïdie s'établit sur les signes cliniques et les dosages d'hormones thyroïdiennes et de TSH (voir chapitres précédents).
Le problème médical se pose surtout dans le cas d'une hyperthyroïdie survenant chez un insuffisant cardiaque ou un patient coronarien car elle aggrave la cardiopathie.

Tableau I. Tableau des principales substances dont le principe actif contient plus de 1 mg par jour d'iode et susceptibles de créer une surcharge iodée (mise à jour juin 2003)

Amiodarone *Bétadine* *Cuterpès* 1 % gel *Colchicine Houdé* 1 mg *Fungizone* suspension buvable *Gastrografine* solution *Hexabrix* solution injectable
Ioméron solution injectable *Iopamiron* solution injectable *Ivépaque* solution injectable *Nitrol* *Omnipaque* solution injectable *Poliodine* solution *Radiosélectan* solution
Télébrix solution injectable *Triacana* 0,2 % crème *Vasobrix 32* solution injectable *Vésadol* *Visipaque* solution injectable

Prise en charge thérapeutique

Elle dépend du type de dysthyroïdie apparue : hypo ou hyperthyroïdie.

Hypothyroïdie

L'arrêt du médicament responsable n'est pas obligatoire et s'évalue au cas par cas. Plusieurs options sont possibles. Si la thérapeutique est stoppée, l'abstention thérapeutique s'impose, avec surveillance biologique au décours (temps d'élimination du produit). Si le traitement est maintenu, en cas de signes modérés d'hypothyroïdie avec une biologie peu perturbée, une surveillance clinique et biologique trimestrielle est de mise; en cas d'aggravation du tableau clinique et/ou biologique au cours de la surveillance, le traitement par L-thyroxine peut être commencé avec les précautions habituelles chez le patient coronarien (voir « Hypothyroïdie ») et discussion d'arrêt du médicament iodé. Si le tableau est d'emblée sévère, le médicament incriminé est arrêté et l'opothérapie est débutée et poursuivie jusqu'à disparition de la surcharge iodée. Après arrêt du traitement, on vérifiera biologiquement l'euthyroïdie.

Hyperthyroïdie

L'arrêt du médicament responsable est impératif. La prise en charge thérapeutique dépend de l'intensité des signes cliniques et de l'état cardiologique sous-jacent. Si les symptômes sont importants ou si l'état cardiologique est insatisfaisant, le traitement antithyroïdien préférentiel est le propylthiouracile (*PTU*) – délivré uniquement par la pharmacie centrale des hôpitaux. Il est inconstamment efficace, à la dose de 3 à 12 comprimés par jour, soit 150 à 600 mg par jour. Dans les formes sévères, la corticothérapie peut permettre de passer un cap (0,5 mg/kg/j). Dans les formes gravissimes, une thyroïdectomie totale de sauvetage est parfois réalisée.

EN PRATIQUE

Les dysthyroïdies découvertes dans un contexte de surcharge iodée sont fréquentes.

Il est parfois difficile de savoir si le dysfonctionnement préexistait à la prescription de la thérapeutique responsable ou s'il est apparu au cours du traitement, ce qui justifie une demande systématique de TSH avant d'introduire un tel traitement (amiodarone+++).

Alors que l'hypothyroïdie pose rarement des problèmes thérapeutiques, la survenir d'une hyperthyroïdie dans un contexte de surcharge iodée peut conduire au décès malgré des mesures thérapeutiques agressives.

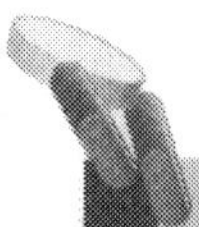

EXEMPLE D'ORDONNANCE

Traitement en cas d'hyperthyroïdie

Arrêt de la médication iodée.

Prendre matin midi et soir : *PTU* 50 mg, 1 cp 3 fois par jour pendant 2 mois.

Surveillance

– faire pratiquer au laboratoire NFS-plaquettes une fois par semaine puis une fois par mois ;

– faire pratiquer à 3 et 6 semaines : T3L, T4L et TSH.

Notes

Acromégalie

Physiopathologie

L'acromégalie est due à la sécrétion excessive d'hormone de croissance ou GH. Cette sécrétion anormale provient le plus souvent d'un adénome hypophysaire à cellules somatotropes (qui représentent 50 % des cellules hypophysaires), tumeur bénigne mais responsable de manifestations cliniques qui sont à la base du diagnostic.

Données cliniques

La gravité de l'acromégalie est liée aux conséquences de l'hypersécrétion de GH et au syndrome tumoral, avec en particulier menace visuelle par compression du chiasma optique.

L'hypersécrétion de GH entraîne une dysmorphie, une organomégalie, des signes fonctionnels et radiologiques.

La dysmorphie associe un prognathisme (protrusion mandibulaire), un front bombé avec saillie des arcades sourcilières, un nez épaté, un épaississement de la peau et du tissu sous-cutané, un élargissement des extrémités (mains et pieds).

L'organomégalie concerne tous les organes et plus particulièrement la filière laryngotrachéale, responsable de ronflements, la thyroïde (goitre) et le cœur, avec hypertrophie myocardique.

Les signes fonctionnels regroupent des sueurs, des paresthésies des extrémités et des arthralgies.

Les signes radiologiques associent un épaississement osseux général, une hyperpneumatisaton des sinus frontaux et une augmentation de hauteur du coussinet plantaire.

Le syndrome tumoral entraîne des céphalées et surtout une atteinte du chiasma optique quand l'adénome se développe en suprasellaire.

Les complications de l'acromégalie sont une HTA, une cardiomyopathie, un diabète, des polypes coliques pouvant dégénérer.

Diagnostic

Il repose sur les dosages hormonaux et l'imagerie, qui visualisera l'adénome. Le bilan hormonal minimal est le dosage de GH et d'IGF1 ou somatomédine C, effecteur périphérique de la GH dont le taux est plus stable, plus spécifique et non sensible au stress. Ce bilan est complété par des dosages de GH au cours d'une HGPO avec 75 g de glucose. En cas d'acromégalie, il existe une stimulation paradoxale de la GH au cours de la charge en sucre ou au moins un freinage incomplet avec un nadir supérieur à 1 ng/mL.

Objectifs du traitement

La prise en charge thérapeutique globale comporte trois types de traitement, qui sont la chirurgie, la radiothérapie et le traitement médical. Dans le cas des microadénomes (moins de 1 cm de diamètre), le traitement peut être curateur et entraîner la guérison. En cas de macroadénomes (plus de 1 cm de diamètre), la guérison survient dans moins de 50 % des cas et le traitement médical est poursuivi sur du long terme.

Conduite du traitement

Traitement chirurgical

L'exérèse de l'adénome se pratique par voie transphénoïdale ou plus rarement par voie frontale si le volume est important. Les complications sont rares : fuite de liquide céphalo-rachidien, diabète insipide le plus souvent transitoire, insuffisance antéhypophysaire.

Le traitement chirurgical seul guérit plus de 90 % des microadénomes. Dans le cas des macroadénomes, il doit être associé à la radiothérapie et/ou au traitement médical.

Radiothérapie hypophysaire

Elle complète la chirurgie dans le cas des macroadénomes ; elle est également utilisée en cas de contre-indication chirurgicale ou d'adénome récidivant.

Elle est délivrée par voie externe ; ses effets thérapeutiques se mesurent jusqu'à 10 ans après.

Les complications sont l'insuffisance antéhypophysaire, plutôt tardive, et la radionécrose cérébrale, plus rapide et dramatique, pouvant conduire au décès (ne se rencontre plus avec les protocoles actuels).

Traitement médical

Il comprend les agonistes dopaminergiques et les analogues de la somatostatine.

Agonistes dopaminergiques

Ces médicaments sont classiquement utilisés en endocrinologie dans le traitement de l'hyperprolactinémie idiopathique ou adénomateuse (prolactinome). Aucun d'entre eux ne possède l'AMM pour le traitement de l'acromégalie mais ils peuvent avoir une action pour diminuer la sécrétion de GH. Ils sont plutôt utilisés en deuxième intention médicale quand le traitement par analogues de la somatostatine est mal supporté ou contre-indiqué. Ils sont parfois utilisés en première intention quand les sujets présentent une sécrétion résiduelle très modérée avec absence de signes fonctionnels.

Analogues de la somatostatine

La somatostatine est un peptide physiologique synthétisé dans l'hypothalamus qui freine la sécrétion de GH. Ce peptide est également fabriqué par d'autres cellules de l'organisme, notamment dans le tube digestif. Sa demi-vie étant très courte, des analogues ont été mis au point, qui sont de deux types : les analogues rapides et les formes retard :

- analogues rapides : le représentant est l'octréotide *(Sandostatine)* qui s'administre en sous-cutané à la dose initiale de 100 µg trois fois par jour, pouvant être augmentée jusqu'à 500 µg trois fois par jour. La voie sous-cutanée est surtout utilisée pour évaluer la réponse du patient à cette thérapeutique et la dose efficace. Elle est ensuite abandonnée au profit d'une formulation retard ;
- analogues retard : les représentants sont l'octréotide (*Sandostatine LP* 10, 20 et 30 mg : une injection IM toutes les 4 semaines) et le lanréotide (*Somatuline LP* 30 mg : une injection IM tous les 14 ou 10 jours) ; une forme

autogel injectable de lanréotide existe également : *Somatuline LP* 60, 90 et 120 mg (une injection SC profonde dans la fesse toutes les 4 semaines).
Les analogues de la somatostatine ont une action antisécrétoire dans 85 % des cas et une action de réduction du volume tumoral dans 50 % des cas. Leurs principaux inconvénients sont :

- des troubles digestifs en début de traitement ;
- une stéatorrhée dans 20 % des cas ;
- une lithiase vésiculaire dans 30 % des cas, nécessitant une échographie vésiculaire initiale puis annuelle ;
- le coût du traitement.

EN PRATIQUE

- La prise en charge thérapeutique de l'acromégalie associe une combinaison de traitements car il s'agit très souvent d'un macroadénome.
- La chirurgie est parfois précédée d'un traitement médical par analogues de la somatostatine pour réduire le volume tumoral.
- Une reprise des analogues de la somatostatine et un complément de radiothérapie sont nécessaires si l'acromégalie reste évolutive.

EXEMPLE D'ORDONNANCE

Traitement

Faire pratiquer par une IDE toutes les 4 semaines une injection IM dans le muscle fessier de *Sandostatine LP* 20 mg pendant 6 mois.

Surveillance

Faire pratiquer une échographie vésiculaire avant la mise en route du traitement.

Faire pratiquer à 3 mois un dosage de GH et d'IGF1 plasmatiques.

Notes

Hyperprolactinémie

Physiopathologie

La prolactine (PRL) est une hormone peptidique sécrétée par les cellules lactotropes de l'hypophyse. Elle circule dans le plasma sous forme majoritairement monomérique, accessoirement dimérique (*big* PRL), voire polymérique (*big-big* PRL). Sa concentration normale est inférieure à 20 µg/L (peut varier selon les laboratoires). Elle augmente de façon importante physiologiquement pendant la grossesse (sous l'effet des œstrogènes) et prépare ainsi la glande mammaire à la lactation. Après l'accouchement, la concentration tend à diminuer, mais chaque tétée stimule la sécrétion de PRL. Le retour à la normale des concentrations de PRL se fait progressivement, parallèlement à la diminution des tétées. Comme la plupart des hormones hypophysaires, la sécrétion de PRL est également régulée par certaines hormones hypothalamiques. Ainsi la dopamine inhibe la sécrétion de PRL, alors que l'hormone thyréotrope (TRH) stimule cette sécrétion. Une hypersécrétion de PRL, ou hyperprolactinémie, est fréquemment retrouvée en pratique clinique (chez plus de 1,5 % de la population générale). La conduite à tenir dépend de la cause.

Données cliniques

- Chez la femme non ménopausée : galactorrhée (écoulement lactescent de la glande mammaire), troubles des règles (aménorrhée le plus souvent, oligoménorrhée, spanioménorrhée), infertilité, baisse de la libido.
- Chez l'homme : troubles sexuels avec baisse de la libido, impuissance, gynécomastie ; plus rarement galactorrhée.
- Dans les deux sexes, à long terme, la persistance d'une hyperprolactinémie est responsable d'une déminéralisation osseuse (du fait des conséquences qu'elle entraîne sur la sécrétion des stéroïdes sexuels, œstrogènes chez la femme et testostérone chez l'homme).

Diagnostic positif

Il est réalisé par le dosage plasmatique de prolactine (> 20 µg/L). Ce dosage est à vérifier à plusieurs reprises. Un dosage immunoradiométrique (IRMA) est plus fiable. Il existe par ailleurs des faux positifs (le stress augmente modérément la PRL).

Causes des hyperprolactinémies

- La grossesse (dosage des β-HCG).
- Les causes médicamenteuses : œstrogènes, neuroleptiques (phénothiazine, halopéridol), certains antihypertenseurs (inhibiteurs calciques, alpha-méthyl-

dopa), antidépresseurs tricycliques, antiémétiques (métoclopramide, métopimazine, dompéridone), opiacés (morphine, méthadone), anti-H_2 (cimétidine), antituberculeux (izoniazide).

- Les maladies générales : hypothyroïdie, insuffisance rénale.
- Les tumeurs de la région hypothalamo-hypophysaire : microadénome à prolactine (diamètre < 10 mm) ; la PRL est alors modérément augmentée, entre 30 et 100 µg/L ; ce microadénome est en cause dans près de 70 % des cas d'hyperprolactinémie d'origine tumorale chez la femme. Un macroadénome à PRL (diamètre > 10 mm) pourra entraîner un syndrome tumoral (avec céphalées, troubles visuels par compression du chiasma optique, signes d'insuffisance antéhypophysaire) et une hyperprolactinémie importante supérieure à 200 µg/L. Enfin, une tumeur hypophysaire non prolactinique peut être à l'origine d'une hyperprolactinémie modérée dite de déconnexion (par interruption des connexions hypothalamo-hypophysaires et de l'arrivée de dopamine). L'IRM hypophysaire avec injection de gadolinium permet de mettre en évidence ces tumeurs.
- L'hyperprolactinémie accompagnant un syndrome des ovaires polykystiques.
- La macroprolactinémie (agrégats de PRL perturbant le dosage et donnant une fausse hyperprolactinémie) ; la chromatographie de la PRL permet de la mettre en évidence.

Objectifs du traitement

- Normaliser la sécrétion de PRL.
- Restaurer une fonction gonadique normale.
- Restaurer une fertilité normale.
- Prévenir l'apparition d'une ostéoporose.
- S'il existe une tumeur hypophysaire : réduire le volume tumoral, corriger les anomalies visuelles et neurologiques, préserver les autres axes hormonaux hypophysaires, empêcher l'augmentation de volume tumoral.

Conduite du traitement

Traitement médical

- Les agonistes dopaminergiques sont couramment prescrits en première intention. Ils sont administrés par voie orale et sont capables de se lier de façon spécifique aux récepteurs dopaminergiques et d'inhiber la sécrétion de PRL. Le médicament le plus ancien est la bromocriptine *(Parlodel)*, administrée à la dose de 5 à 7,5 mg/jour en 2 prises. En cas de résistance ou de mauvaise tolérance de la bromocriptine, on peut essayer d'autres agonistes dopaminergiques, comme la quinagolide *(Norprolac)*, qui n'est pas un dérivé de l'ergot de seigle, ou la cabergoline *(Dostinex)*, à la posologie de 1 comprimé par semaine.
- Les agonistes dopaminergiques ont également une action de réduction du volume tumoral (dans 2/3 des cas).
- La réapparition de la fertilité impose chez la jeune femme ne désirant pas de grossesse des mesures contraceptives associées dès la mise en route du traitement (les œstroprogestatifs sont contre-indiqués).
- Un traitement chronique est nécessaire, le risque étant la réapparition de l'hyperprolactinémie.

▶ Les effets secondaires sont fréquents : nausées, vomissements, hypotension orthostatique, céphalées, vertiges, asthénie, douleurs abdominales…

Traitement chirurgical

Il consiste en l'exérèse d'un adénome par voie trans-sphénoïdale. L'indication est posée devant un adénome hypophysaire non fonctionnel, un adénome non à prolactine associé à une hyperprolactinémie de déconnexion, et enfin chez les patients non répondeurs ou intolérants aux agonistes dopaminergiques.

Radiothérapie hypothalamo-hypophysaire

Elle n'est pratiquement plus utilisée dans cette indication.

Indications thérapeutiques

▶ Il faut avant tout rechercher une grossesse, arrêter un médicament hyperprolactinémiant, corriger une hypothyroïdie périphérique. Les indications thérapeutiques pour le traitement des adénomes hypophysaires sont controversées.

▶ Les microadénomes relèvent pour certains de la chirurgie, qui permet d'obtenir à long terme une guérison clinique dans 70 à 80 % des cas; pour d'autres, c'est le traitement médical qui est proposé en première intention, qui permet également d'obtenir la normalisation de la PRL et la réapparition de cycles ovulatoires dans 80 % des cas. Quelquefois, une résistance à la bromocriptine oblige à utiliser un autre agoniste dopaminergique ou à poser l'indication d'une chirurgie.

▶ Les macroadénomes à prolactine seront généralement traités médicalement car la chirurgie ne permettra pas une exérèse complète. De plus, les agonistes dopaminergiques ont une efficacité non seulement antisécrétoire mais aussi antitumorale.

▶ Les macroadénomes non prolactiniques avec hyperprolactinémie de déconnexion seront traités chirurgicalement.

▶ Les adénomes invasifs sont récusés par les neurochirurgiens et relèvent du traitement médical.

REMARQUE La grossesse n'est jamais contre-indiquée en cas d'adénome à PRL, quelle que soit la taille de l'adénome. Les agonistes dopaminergiques n'ont pas fait preuve d'effet tératogène. En cas de microprolactinome, le traitement par agoniste dopaminergique peut être interrompu (le risque d'augmentation du volume tumoral est faible) et l'allaitement sera possible. En cas de macroprolactinome, on poursuivra le traitement par agonistes (pour éviter une expansion tumorale) mais l'allaitement ne sera pas autorisé.

EN PRATIQUE

- Ne pas méconnaître une grossesse, et rechercher une prise de médicaments hyperprolactinémiants.
- Le traitement est le plus souvent médical et permettra de restaurer une fertilité normale. Les patientes doivent en être averties pour éventuellement leur conseiller une contraception adaptée si elles ne désirent pas de grossesse.
- La grossesse n'est jamais contre-indiquée en cas d'adénome à prolactine.

EXEMPLE D'ORDONNANCE

Traitement

Parlodel : prendre 1/2 comprimé le 1er jour, puis 1 comprimé le 2e jour, puis 2 comprimés par jour au milieu des repas pendant 4 semaines.

Ou ***Dostinex*** : prendre 1 comprimé par semaine.

Surveillance

Faire pratiquer un dosage de prolactinémie 1 mois après le début du traitement.

Notes

Insuffisances antéhypophysaires

Physiopathologie

L'insuffisance antéhypophysaire peut être totale et affecter les différents secteurs, ou partielle, voire monosectorielle. Elle peut donc atteindre l'axe thyréotrope, corticotrope, gonadotrope et somatotrope dans son ensemble ou isolément. La cause est une destruction irréversible ou non des cellules hypophysaires ou une atteinte hypothalamique ; dans ce dernier cas, la glande hypophysaire est intacte mais elle ne reçoit plus les stimuli qui déclenchent ses différentes synthèses hormonales.

Données cliniques et étiologiques

Le panhypopituitarisme global comprend le déficit de toutes les lignées hormonales. L'aspect du malade est évocateur : la peau est pâle, dépigmentée, en particulier au niveau des organes génitaux externes ; les cheveux sont fins, les sourcils clairsemés. La dépilation est générale. La frilosité et la constipation sont fréquentes ; il existe une asthénie physique, psychique et sexuelle. Les femmes présentent en plus une aménorrhée. Chez l'enfant, on constate un retard de croissance. En cas de déficit incomplet ou monosectoriel, le tableau ne comprend que quelques-uns des signes décrits.

Les causes regroupent les lésions tumorales sellaires et suprasellaires, les effets secondaires thérapeutiques et des étiologies moins classiques.

Lésions tumorales sellaires et suprasellaires

Il s'agit d'adénomes hypophysaires souvent non sécrétants ; le craniopharyngiome de l'enfant ou de l'adulte jeune est la tumeur suprasellaire la plus fréquente.

Effets secondaires thérapeutiques

La chirurgie de la région hypophysaire est une cause classique de déficit antéhypophysaire et le délai de survenue se compte en semaines au décours du traitement. La radiothérapie est également pourvoyeuse de déficit antéhypophysaire mais en général plusieurs années après (jusqu'à 10 ans). Ainsi, tous les patients soumis à une intervention chirurgicale ou une radiothérapie de la région doivent bénéficier d'évaluations hormonales répétées après chaque étape thérapeutique.

Étiologies moins classiques

Elles regroupent trois causes :

- le syndrome de la selle turcique vide : la selle est pleine de LCR par kyste arachnoïdien et le déficit est le plus souvent partiel ;
- le syndrome de Sheehan : il s'agit d'une nécrose hypophysaire survenant en cas d'accouchement très difficile et/ou hémorragique qui se révèle dans le *post-partum* par l'absence de retour de couches ;
- le syndrome de De Morsier-Kallmann : il s'agit d'une anomalie génétique qui comprend une agénésie du rhinencéphale avec déficit en GnRH hypothalamique. Il se traduit par une anosmie et une insuffisance gonadique par défaut de stimulation hypophysaire, l'hypophyse étant ici normale.

Diagnostic

Il repose sur l'exploration hormonale statique et dynamique (tests de stimulation) et sur l'exploration morphologique par IRM. Si la présence d'un gros adénome hypophysaire est connue ou suspectée, les tests de stimulation ne sont pas réalisés. L'exploration des différents secteurs comprend :

- axe thyréotrope : dosages de T3, T4 libres et test au TRH sur la TSH ;
- axe corticotrope : dosage de cortisol et test à la métopyrone ;
- axe gonadotrope : dosages chez la femme d'œstradiol et chez l'homme de testostérone, avec test au LH-RH sur les gonadotrophines, FSH et LH ;
- axe somatotrope : dosage de GH et d'IGF1. Il existe actuellement 3 tests différents de stimulation de la GH. Chez l'adulte, le test de référence est le test d'hypoglycémie insulinique ; il est contre-indiqué en cas de cardiopathie ischémique, d'épilepsie ou d'âge supérieur à 60 ans. Dans ces cas, le test au GnRH-arginine ou glucagon-propranolol est utilisé.

Objectifs du traitement

Les traitements chirurgicaux et/ou la radiothérapie sont indiqués en cas de tumeur sellaire ou suprasellaire. Les insuffisances hormonales sont compensées par l'administration des hormones sécrétées par les organes cibles : hydrocortisone, thyroxine, œstradiol et progestérone, testostérone. La substitution en GH est possible chez l'adulte depuis 2003 selon certaines modalités. L'efficacité du traitement hormonal s'apprécie essentiellement sur la normalisation des symptômes ; le clinicien s'appuie aussi sur des résultats hormonaux pour conforter l'impression clinique.

Conduite du traitement

Correction de l'insuffisance surrénalienne

La substitution en hormones surrénaliennes est toujours débutée en premier en cas de pluridéficience, cas le plus fréquent dans l'insuffisance antéhypophysaire. L'hydrocortisone est le seul traitement à utiliser, à la dose de 20 ou

30 mg/j, répartie entre le matin et le midi usuellement. La prescription s'accompagne de certaines recommandations :

- manger normalement salé ;
- doubler la dose en cas d'infection, d'opération, de traumatisme ;
- avoir sur soi une carte d'insuffisant surrénalien, en sachant que le risque d'insuffisance surrénalienne aiguë est moins important que dans la maladie d'Addison.

Correction de l'insuffisance thyréotrope

La substitution en hormones thyroïdiennes par *Lévothyrox* s'effectue toujours après la substitution corticotrope, en commençant 15 à 30 jours plus tard. La posologie habituelle est de 50 à 75 µg de *Lévothyrox* par jour. Les précautions de mise en route en cas de coronaropathie et la surveillance clinique sont les mêmes que pour l'hypothyroïdie périphérique. La surveillance biologique pour l'adaptation de dose s'effectue en revanche sur la mesure de T3 et T4L uniquement, car le dosage de TSH est ici inutile.

Correction de l'insuffisance gonadique

En pratique, la prise en charge thérapeutique est différente en fonction du souhait d'avoir ou non des enfants.

Pas de désir d'enfant

Le traitement est purement substitutif et revient à un traitement hormonal substitutif de ménopause.

Chez la femme

La substitution hormonale doit prendre en compte d'autres critères pour l'institution : âge inférieur à 40 ans, signes de carence œstrogénique invalidants, risque élevé d'ostéoporose, éventuellement confirmé par l'ostéodensitométrie. Le traitement sera débuté s'il existe une insuffisance œstrogénique par déficit gonadotrope et si l'un des critères ci-dessus est présent. Il s'agit d'une œstrogénothérapie avec progestatif associé si l'endomètre est en place. L'œstrogène utilisé est le 17-bêta-œstradiol, sous forme de patch, gel, traitement oral ou nasal. Le progestatif associé est un progestatif naturel de préférence ou de synthèse, administré par voie orale ou transdermique. Cette bithérapie peut être prescrite de façon séquentielle ou continue. Le traitement est initié après la réalisation d'un bilan gynécologique clinique, d'un frottis cervicovaginal, d'une mammographie et d'un bilan métabolique.

Il n'y a pas de consensus sur la durée du traitement substitutif gonadique. Le traitement est à adapter en fonction de la clinique, de la surveillance métabolique et gynécologique paraclinique.

Chez l'homme

La substitution hormonale est instaurée après élimination d'un cancer de prostate (toucher rectal et dosage de PSA). Le traitement par androgènes prévient la régression des caractères sexuels secondaires. Il existe trois modalités d'administrations :

- voie IM : énanthate de testostérone *(Androtardyl)*, 250 mg toutes les 3 semaines en moyenne ;
- voie orale : undécanoate de testostérone *(Pantestone)*, 3 à

6 comprimés par jour en fonction de la réponse clinique ;
- voie transcutanée : dihydrotestostérone *(Andractim)* ou testostérone *(Androgel)*, 5 à 10 g de gel par jour. La dihydrotestostérone est plutôt réservée à l'indication gynécomastie.

La surveillance s'effectue sur la clinique, un examen rectal annuel et le dosage de PSA.

Désir d'enfant

En cas de désir de grossesse ou de désir de paternité et en l'absence de contre-indication, il faut restituer une maturation folliculaire avec ovulation et une spermatogenèse normale. Il s'agit chez l'homme comme chez la femme de traitements relevant de services spécialisés avec l'utilisation de GnRH en perfusion continue ou de gonadotrophines injectables.

Substitution somatotrope

Elle est possible depuis 2003 en cas de déficit avéré et associé à au moins un autre déficit antéhypophysaire diagnostiqué et traité depuis au moins 3 mois. S'il existe une tumeur cérébrale, celle-ci doit être stabilisée et le traitement terminé.

L'instauration du traitement par somatropine recombinante en stylo injecteur s'effectue en milieu hospitalier et a le statut de médicament d'exception avec constitution d'un protocole d'examen spécial.

EN PRATIQUE

Le traitement de l'insuffisance antéhypophysaire comprend souvent une trithérapie avec hydrocortisone, *Lévothyrox* et *Pantestone* ou *Androtardyl* chez l'homme, les indications de substitution gonadique chez la femme étant plus restreintes. Il s'agit en principe d'un traitement à vie.

La substitution somatotrope par hormone de croissance est pour l'instant débutante (AMM avec remboursement en 2003).

EXEMPLE D'ORDONNANCE

Traitement

Hydrocortisone 10 mg : prendre 2 cp le matin et 1 cp à midi; manger normalement salé.

Lévothyrox 50 µg : prendre 1 cp le matin à jeun.

Pantestone : 2 cp matin, midi et soir pendant 2 mois puis 2 cp matin et soir.

Durée du traitement : 6 mois.

Surveillance

Faire pratiquer à 2 mois un ionogramme.

Notes

Diabète insipide

Physiopathologie

Le diabète insipide est lié à une anomalie de l'hormone arginine vasopressine ou anti-diurèse (ADH), synthétisée au niveau de l'hypothalamus. Cette hormone est stockée dans la post-hypophyse.
Le symptôme essentiel est un syndrome polyuropolydipsique ; la polyurie est définie comme une diurèse supérieure à 3 L/24 h.
Le diabète insipide regroupe le diabète insipide central ou le diabète insipide d'origine néphrogénique. En pratique, le problème est de distinguer ces causes d'une potomanie pour la conduite thérapeutique.

Données cliniques

Le diabète insipide central ou déficit post-hypophysaire résulte d'une carence sécrétoire complète ou partielle de l'ADH. Il s'inscrit en général dans un contexte évocateur de traumatisme crânien ou de tumeur connue de la région hypophysaire. Le plus souvent chez ces patients, l'appréciation de la soif est normale et le malade boit pour compenser les pertes hydriques. Ces patients peuvent présenter d'autres signes d'insuffisance hypophysaire.
Le diabète insipide d'origine néphrogénique est d'origine héréditaire ou secondaire. Les formes héréditaires sont rares et affectent le nouveau-né ou le nourrisson. Le diabète insipide néphrogénique secondaire se rencontre dans l'insuffisance rénale, l'hypercalcémie, l'hypokaliémie et surtout au cours ou après un traitement par sels de lithium. Il est caractérisé par une polyurie avec sécrétion d'ADH normale. Ici c'est le tube rénal qui est résistant à l'action de l'hormone.

Diagnostic

Il repose sur le test de restriction hydrique, qui est un test de stimulation de l'ADH.

Son but est d'évaluer et d'élever l'osmolalité plasmatique, qui est un des facteurs principaux de la sécrétion d'ADH.
L'épreuve se pratique sous contrôle médical, avec surveillance du poids, de la TA et du pouls. Son déroulement est le suivant :
- 0 h : arrêt des boissons ;
- 8 h : recueil des urines pour volume et osmolarité, ionogramme et osmolalité plasmatique ;
- toutes les heures : surveillance du poids, de la TA et du pouls ; volume et osmolarité urinaire, ionogramme et osmolalité plasmatique.
- fin de l'épreuve si perte de poids > 5 % et TA < 10 ;
- sinon à 15 h : injection IM de 4 µg de dDAVP *(Minirin)*, 1 h après recueil du volume urinaire et osmolarité.

La restriction hydrique aboutit physiologiquement à une baisse de la diurèse, une augmentation de l'osmolarité urinaire et une osmolalité plasmatique qui reste normale. Le recueil urinaire réalisé après injection de *Minirin* entraîne une baisse supplémentaire de diurèse et la persistance d'une osmolarité urinaire élevée.

Dans le cas de la potomanie, les résultats sont semblables à la réponse physiologique; en cas de diabète insipide d'origine centrale, la diurèse reste stationnaire, l'osmolarité urinaire est basse ou stationnaire et l'osmolalité plasmatique s'élève; le test au *Minirin* entraîne une baisse du volume urinaire et une augmentation de l'osmolarité urinaire. En cas de diabète insipide d'origine néphrogénique, les résultats sont identiques à ceux du diabète insipide central mais le test au *Minirin* est sans effet.

Objectifs du traitement

Il vise à compenser la carence hormonale en ADH dans le diabète insipide central et il corrige la polyurie. Dans la potomanie et le diabète insipide néphrogénique, le traitement par ADH est illogique; les moyens thérapeutiques sont limités. Une surveillance ionique plasmatique rapprochée s'impose à l'instauration du traitement.

Conduite du traitement

Diabète insipide central

Le traitement de choix est la dDAVP ou desmopressine *(Minirin)*; c'est un analogue structural synthétique de l'arginine vasopressine (AVP), qui n'a pas les inconvénients de l'effet presseur sur la TA. La desmopressine existe sous quatre formes :

- ➜ forme injectable : ampoules de 1 mL dosées à 4 µg/mL; la dose recommandée est de 2 µg toutes les 12 heures en IM en post-neurochirurgical, en attendant le relais par voie nasale ou orale;
- ➜ solution pour administration nasale : flacons de 2,5 mL dosés à 0,1 mg/mL + cathéter gradué en rhinyle; la posologie est de 0,1 à 0,2 mL chez l'adulte, soit 10 à 20 µg/j en 1 ou 2 prises quotidiennes. La manipulation nécessite un apprentissage;
- ➜ solution pour pulvérisations nasales : chaque pulvérisation délivre 10 µg soit 0,1 mL de solution;
- ➜ forme orale : comprimés à 0,1 et 0,2 mg, 3 fois par jour. Cette forme de traitement représente une facilité d'utilisation mais la biodisponibilité du produit est faible, ce qui nécessite des doses plus élevées, donc un coût plus important.

Il n'y a pas de traitement efficace hormis l'arrêt du médicament responsable (sels de lithium le plus souvent) si cela est possible, en sachant que les dégâts causés ne sont pas réversibles. Pour diminuer la diurèse, les diurétiques thiazidiques et un régime peu salé peuvent être essayés.

Potomanie

Une prise en charge psychothérapique est nécessaire et une épreuve de déconditionnement peut être tentée en milieu hospitalier.

La prise en charge du syndrome polyuropolydipsique comporte deux aspects :

EN PRATIQUE

→ le diagnostic positif du syndrome et l'identification de la cause avec le test de restriction hydrique;

→ la prescription médicamenteuse et la surveillance biologique.

Traitement

EXEMPLE D'ORDONNANCE

Minirin cp à 0,1 mg : 3 comprimés par jour au moment des repas pendant un mois.

Surveillance

Faire pratiquer 10 jours après le début du traitement ionogramme, protidémie et osmolalité plasmatique ainsi que diurèse des 24 heures.

Notes

Maladie d'Addison

Physiopathologie

La corticosurrénale produit 3 types d'hormones : les glucocorticoïdes, les androgènes surrénaliens et les minéralocorticoïdes. La sécrétion de cortisol est régulée par l'axe hypothalamo-hypophysaire. L'ACTH sécrétée par l'hypophyse stimule la sécrétion du cortisol selon un rythme nycthéméral, avec un taux de cortisol plus élevé en fin de nuit et en début de matinée. Le cortisol est une hormone du stress, il a un rôle sur le métabolisme glucidique (effet hyperglycémiant), lipidique et protidique (effet catabolisant). L'aldostérone est essentiellement régulée par le système rénine-angiotensine. Elle a un rôle dans le maintien de la volémie.
La maladie d'Addison correspond à une insuffisance surrénalienne périphérique. Elle est liée à un processus de destruction de la cortico-surrénale par un mécanisme auto-immun, infectieux (tuberculose) ou tumoral. La forme la plus fréquente est d'origine immunologique.

Données cliniques

Sur le plan clinique, la maladie d'Addison se manifeste par une forme chronique et parfois par une décompensation aiguë d'une maladie chronique. Le patient insuffisant surrénalien lent se présente avec une pigmentation brun sale caractéristique. Ce bronzage prédomine sur les régions découvertes, les mamelons, les organes génitaux externes et les cicatrices. Il existe une asthénie intense qui progresse au fur et à mesure de la journée. Il s'agit d'une asthénie d'effort. Cette fatigue existe aussi sur le plan sexuel et intellectuel. On retrouve également une hypotension et parfois des troubles digestifs. La biologie montre une cortisolémie effondrée et un taux d'ACTH très élevé. Le diagnostic est confirmé par l'absence de réponse du cortisol lors du test de stimulation par l'ACTH de synthèse.

L'insuffisance surrénale aiguë se manifeste par une fièvre, une asthénie majeure, des douleurs abdominales parfois pseudochirurgicales. On retrouve une hypotension artérielle sévère. En l'absence de traitement adéquat, l'évolution se fait vers un collapsus et un coma. Biologiquement, l'ionogramme est très perturbé avec une hyponatrémie et une hyperkaliémie. L'insuffisance surrénale aiguë survient souvent chez des patients porteurs d'une insuffisance lente insuffisamment traitée. Elle peut être favorisée par un stress (infection, geste chirurgical…).

Objectifs du traitement

- Le traitement de l'insuffisance surrénale lente repose sur l'opothérapie hormonale substitutive. Une éducation thérapeutique du patient est indispensable. Le malade sera également informé des mesures à prendre pour éviter tout risque de décompensation aiguë.
- L'insuffisance surrénalienne aiguë justifie un traitement en urgence avec une réanimation hydroélectrolytique et une compensation hormonale à hautes doses.

Conduite du traitement

Insuffisance surrénalienne lente : traitement hormonal substitutif

Un traitement par hydrocortisone à la dose de 20 à 40 mg par jour est administré en 2 prises quotidiennes, avec 2/3 de la dose donnés le matin et 1/3 donné entre 12 et 16 heures. Cette répartition mime le cycle nycthéméral du cortisol.

La substitution minéralocorticoïde est réalisée par la prescription de fludrocortisone à la dose de 50 à 100 µg par jour en une prise le matin.

L'efficacité du traitement est jugée sur la disparition de la fatigue, la normalisation de la tension artérielle et de certains paramètres biologiques comme l'ionogramme sanguin et le taux de rénine plasmatique.

Le régime de l'addisonnien doit être normalement salé. On évitera un régime hyposodé qui risque de favoriser une décompensation de l'insuffisance surrénalienne.

Le patient sera porteur d'une carte d'insuffisant surrénalien afin de prévenir son entourage et les soignants amenés à le prendre en charge de l'absolu nécessité de poursuivre le traitement hormonal.

Une éducation thérapeutique sera systématiquement proposée aux patients pour éviter le risque de décompensation aiguë. En cas de stress, fièvre, infection, traumatisme, le patient pourra doubler voire tripler sa dose d'hydrocortisone. En cas de troubles digestifs, le recours à la forme injectable est indispensable.

Insuffisance surrénalienne aiguë

La réanimation hydroélectrolytique comprend le 1er jour la perfusion de 3 à 6 L de sérum salé selon les conditions cliniques. Le traitement hormonal sera administré par voie parentérale à la dose de 200 à 400 mg par jour. L'effet minéralocorticoïde de l'hydrocortisone à fortes doses ne justifie pas d'associer systématiquement un traitement par *Syncortyl* (acétate de désoxycorticostérone).

La prise en charge du facteur déclenchant (infection…) est indispensable.

EN PRATIQUE

Le traitement d'une insuffisance surrénale lente ne doit jamais être arrêté. À l'inverse de ce qui est conseillé pour les patients traités par corticoïdes de synthèse anti-inflammatoires, avec la prescription d'hydrocortisone, on évitera un régime hyposodé qui risque de favoriser une décompensation de l'insuffisance surrénalienne lente.

EXEMPLE D'ORDONNANCE

Traitement d'une insuffisance surrénale lente

Prendre 20 mg d'hydrocortisone le matin et 10 mg à 16 heures.

Fludrocortisone 50 : 1 comprimé par jour.

Le régime alimentaire sera normalement salé.

Le traitement ne devra jamais interrompu.

En cas de fièvre ou d'infection : doubler voire tripler la dose d'hydrocortisone et consulter rapidement un médecin.

Notes

Hirsutisme

Physiopathologie

L'hirsutisme est caractérisé par une pilosité siégeant sur des zones normalement glabres chez la femme. Il est à différencier de l'hypertrichose, qui est une pilosité excessive sur les membres, le plus souvent inférieurs. L'hirsutisme est la conséquence de l'augmentation de la production des androgènes et/ou de l'augmentation de leur utilisation par les tissus périphériques.
Les androgènes sont produits par les glandes surrénales (déhydroépiandrostérone : DHEA) et les ovaires (delta-4-androstènedione). Il existe une production périphérique, majoritaire, qui est la testostérone et le seul androgène fort. Dans les tissus cibles, la testostérone est transformée par la 5-alpha-réductase en déhydrotestostérone, forme plus active.

Données cliniques

La démarche diagnostique consiste à préciser l'origine tissulaire de l'hyperandrogénie et à éliminer une cause tumorale, rare mais grave. L'évaluation clinique se fonde sur l'interrogatoire, en précisant la date d'apparition de l'hirsutisme, son évolutivité et l'examen clinique, où il faut rechercher un virilisme.

Diagnostic

Le diagnostic repose sur la clinique, les examens biologiques et morphologiques.

Examens biologiques

Il s'agit des dosages hormonaux. Ils nécessitent au préalable l'arrêt de tout traitement corticoïde ou œstroprogestatif depuis au moins 2 mois. Ils doivent être réalisés en première partie de cycle, soit entre J1 et J8 au maximum, à jeun. Le bilan minimal comprend la testostérone, la delta-4-androstènedione, le S-DHEA plasmatiques et le dosage de la cortisolurie des 24 heures pour rechercher un hypercorticisme. Des tests de stimulation sont parfois utiles, en particulier le test au synacthène immédiat, pour éliminer un bloc enzymatique surrénalien.

Bilan morphologique

Il comprend en dépistage une échographie ovarienne, si possible par voie vaginale, et une échographie surrénalienne.
Les étiologies regroupent des causes ovariennes, surrénaliennes et idiopathiques.

Causes ovariennes

- Syndrome des ovaires polykystiques (OPK) : clinique évocatrice (troubles du cycle, surpoids), avec augmentation modérée de la testostérone et de la delta-4, aspect échographique particulier.

- Tumeurs ovariennes virilisantes.

Causes surrénaliennes

- Maladie de Cushing (voir « Hypercorticisme »).
- Tumeurs surrénaliennes : virilisme d'évolution rapide, tous les androgènes sont augmentés.
- Blocs enzymatiques :
  - → bloc en 21-hydroxylase : bloc le plus fréquent, transmission autosomique récessive avec mutation ponctuelle responsable d'un déficit enzymatique incomplet. Il y a accumulation de 17-OH-progestérone qui emprunte la voie des androgènes ;
  - → bloc en 11-hydroxylase : très rare.

Causes idiopathiques

- Hirsutisme idiopathique : c'est un diagnostic d'élimination et la cause la plus fréquente. Les taux d'androgènes sont peu élevés ; il existe une augmentation de l'activité de la 5-alpha-réductase cutanée.

Prise en charge thérapeutique

En dehors des causes tumorales, le traitement essentiellement hormonal est long et parfois décevant. L'amaigrissement reste une part essentiel du traitement dans les OPK.

Acétate de cyprotérone (*Androcur*)

C'est le produit le plus efficace, auquel on associe des œstrogènes naturels ou de synthèse sous la forme d'œstroprogestatifs. La forme 50 mg est réservée à la prescription endocrinologique pour l'hirsutisme, mais il est possible d'utiliser la forme 100 mg, plutôt réservée à la cancérologie. C'est un puissant anti-androgène et anti-gonadotrope. La posologie recommandée est de 50 mg/j pendant 20 jours, associé à du *Provames* 2 mg : 1 cp/j pendant 20 jours par mois, par exemple (œstrogène naturel) ; cette association est contraceptive à partir du troisième mois de traitement.

Spironolactone (*Aldactone*)

Son action anti-androgène est faible et ce traitement est prescrit quand l'*Androcur* est contre-indiqué. Il est nécessaire d'obtenir une posologie de 150 mg par jour, soit 2 cp à 75 mg, à prescrire le soir de préférence ou au coucher compte tenu des effets hypotensifs.

Autres produits

Le flutamide *(Eulexine)* semble efficace mais présente une toxicité hépatique ; le finastéride *(Chibro-proscar)* représente une autre alternative mais son efficacité est faible.

EN PRATIQUE

Les étiologies les plus fréquentes sont l'hirsutisme idiopathique et la dystrophie ovarienne. Il ne faut cependant pas méconnaître une cause organique et pour autant ne pas traiter à tort une simple hypertrichose.

EXEMPLE D'ORDONNANCE

Traitement

Prendre tous les jours à la même heure :

– ***Androcur*** 50 mg : 1 cp pendant 20 jours ;

– ***Provames*** 2 mg : 1 cp pendant 20 jours. Arrêt 7 jours et reprise au 28ᵉ jour même si pas de règles.

Durée du traitement : 6 mois.

Surveillance

Faire pratiquer dans 6 mois une glycémie à jeun et l'exploration d'une anomalie lipidique.

Notes

Contraception hormonale

Physiopathologie

Les contraceptions hormonales agissent :
- ➜ en modifiant la perméabilité de la glaire cervicale ;
- ➜ en inhibant la nidation ;
- ➜ surtout en supprimant l'ovulation, en bloquant plus ou moins complètement la sécrétion de FSH et LH (selon la dose d'éthinylestradiol et le progestatif associé).

Il existe deux groupes de contraceptifs hormonaux : les œstroprogestatifs et les progestatifs purs. Les produits utilisés sont tous synthétiques. Leurs propriétés sont différentes de celles des produits naturels.

Les risques ne sont pas négligeables :
- ➜ risque d'échec contraceptif, variable selon les groupes de produit ;
- ➜ risque vasculaire et métabolique : thromboses, surtout fréquentes avec les œstroprogestatifs ;
- ➜ risque de modification de l'équilibre hormonal et des menstruations, surtout observé avec les progestatifs.

Œstroprogestatifs

Selon la quantité d'éthinylestradiol (EE), on distingue : les pilules normodosées, à 50 µg/pilule, et les pilules minidosées, à 15, 20 ou 30 µg/pilule ou à plusieurs dosages selon les phases du cycle.

Les progestatifs associés sont tous dérivés de la 19-nortestostérone. Ils agissent en renforçant l'effet antigonadotrope et surtout en rétablissant un équilibre œstroprogestatif correct.

Les modalités d'associations œstroprogestatives sont variables :
- ➜ dans la méthode séquentielle, l'EE est administré seul pendant 7 jours, en combinaison avec le progestatif ensuite ;
- ➜ dans la méthode combinée, l'EE et le progestatif sont associés dans tous les comprimés ;
- ➜ selon les dosages respectifs de l'EE et du progestatif dans les différents comprimés, on parle de pilule mono, bi, ou triphasique.

La pilule est administrée tous les jours, du 5e au 25e jour du cycle (les jours sont comptés à partir du 1er jour des règles).

Contre-indications absolues

- Antécédents de thromboses veineuses ou artérielles.

- Maladies œstrogénodépendantes : hyperprolactinémie tumorale, lupus érythémateux, otospongiose, lymphangioléiomyomatose, syndrome de Gardner, maladie de Crohn et rectocolite hémorragique.
- Affection exposant aux thromboses : cardiopathies thrombogènes ou décompensées, hémoglobinopathies, maladies imposant un alitement prolongé.
- Affections métaboliques : hypertension artérielle, hyperlipidémie, diabète, obésité majeure, tabagisme après 35 ans.
- Affections hépatiques évolutives, antécédents d'ictère cholestatique gravidique.
- Antécédents de tumeurs mammaires ou endométriales.

Effets indésirables et risques

- Risques vasculaires (risque précoce de thrombose et à long terme d'athérosclérose) : élévation du risque d'accidents vasculaires cérébraux et d'infarctus du myocarde, d'autant plus fréquents que d'autres facteurs pathogènes sont présents (notamment tabac, obésité, âge supérieur à 40 ans) et potentialisés par les autres facteurs de risques cardiovasculaires (HTA, hyperlipidémie, diabète). Ce risque est corrélé à la dose d'EE. Il existe également un risque de thrombose veineuse.
- Perturbation de la coagulation : l'EE est susceptible de modifier la synthèse de la plupart des facteurs de la coagulation et d'inhiber les anticoagulants naturels (antithrombine III et protéine C).
- Effets sur le métabolisme lipidique : l'EE entraîne une élévation des triglycérides (effet athérogène), une diminution du LDL-cholestérol (effet antiathérogène), et une augmentation du HDL-cholestérol (effet antiathérogène). La plupart des progestatifs diminuent le HDL-cholestérol, augmentent le LDL-cholestérol et diminuent les triglycérides. Les nouveaux dérivés 19-norstéroidiens non androgéniques élèvent le HDL-cholestérol (possible effet antiathérogène).
- Effet sur la glycorégulation : l'EE n'a pas d'effet sur la tolérance au glucose ; les progestatifs ne sont hyperglycémiants qu'à fortes doses et s'ils ont un pouvoir androgénique, ils ne sont jamais responsables de l'apparition d'un diabète.
- Effet hypertensif : l'EE et certains progestatifs norstéroïdiens stimulent la synthèse hépatique de l'angiotensinogène.
- Effet sur le poids : prise de poids possible liée à l'effet androgénique anabolisant de la composante progestative. Cependant, aucune modification de poids n'est entraînée par les pilules de 3e génération.
- Perturbations hépatiques : cytolyse et cholestase sont possibles au cours de tout traitement par stéroïdes de synthèse *per os*.
- Risque oncogène : les contraceptifs oraux normo et minidosés protègent des cancers de l'endomètre et des ovaires. Ils ne favorisent probablement pas les cancers du col utérin. Le problème du cancer du sein est plus complexe et reste débattu.

Précautions d'emploi

Un bilan préalable puis annuel est nécessaire (examen clinique, frottis cervico-vaginaux et endométriaux si âge supérieur à 40 ans, bilan lipido-glucidique) ainsi qu'une mammographie tous les 2 à 3 ans. La pilule doit être arrêtée en cas d'effet indésirable (voir ci-dessus).

Interactions médicamenteuses

- Association déconseillée formellement : rifampicine (risque de grossesse).
- Associations déconseillées : autres agents inducteurs enzymatiques (rifabutine, barbituriques, carbamazépine, phénytoïne, griséofulvine, modafinil).
- Association à utiliser avec précautions : ciclosporine (réduction de son catabolisme), colestyramine, flunarizine (risque de galactorrhée), lansoprazole (inducteur enzymatique faible).

Contraception progestative pure

Selon la famille chimique, on distingue les dérivés de la 19-nortestostérone, de la 19-norprogestérone et de la 17-hydroxyprogestérone. Selon la dose du produit administré, on distingue les microprogestatifs (micropilule : action contraceptive périphérique), tous dérivés de la 19-nortestostérone, et les progestatifs normodosés (action antigonadotrope).

Le mode d'action contraceptive est caractérisé par une action anti-glaire, anti-nidation, et anti-gonadotrope.

Leurs indications sont les contre-indications aux œstroprogestatifs.

Il existe deux modalités d'administration : continue ou discontinue.

Microprogestatifs

Les microprogestatifs sont administrés en continu, tous les jours sans interruption, même pendant les règles.

Les produits utilisés sont tous dérivés de la 19-nortestostérone : lévonorgestrel *(Microval)*, acétate de noréthistérone *(Milligynon)*.

Effets indésirables

- Leur efficacité contraceptive n'est pas totale (1 à 2 % d'échec).
- Ils entraînent une hyperœstrogénie relative par blocage incomplet de la fonction gonadotrope, avec douleurs mammaires et pelviennes, irrégularités menstruelles.
- L'imprégnation progestative permanente peut être responsable d'atrophie endométriale avec aménorrhée, *spotting*.

Contre-indications

- Dystrophie du tractus génital.
- Dysovulation.
- Âges extrêmes de la vie génitale (où la dysovulation est fréquente).

Interactions médicamenteuses

- Associations contre-indiquées : rétinoïdes (réduction de l'effet contraceptif des progestatifs minidosés).
- Associations déconseillées : inducteurs enzymatiques (barbituriques, phénytoïne, carbamazépine, griséofulvine, modafinil, rifampicine, rifabutine).
- Associations à utiliser avec précautions : colestyramine, lansoprazole (inducteur enzymatique faible).

Précautions d'emploi

- Bilan clinique initial puis surveillance gynécologique périodique : examen des seins et de l'utérus, frottis cervicovaginaux.
- Utilisation à éviter chez la femme ayant des manifestations d'hyperœstrogénie relative (dystrophie ovarienne, mastodynie, mastopathie bénigne, hyperplasie endométriale, fibromes utérins) ou des antécédents de grossesse extra-utérine, de salpingite, de prurit ou d'ictère gravidique.

- Utilisation peu souhaitable chez la femme après 40 ans (hyperœstrogénie induite).
- Utilisation d'un contraceptif local pendant 14 jours en cas d'oubli depuis plus de 12 heures.

Progestatifs normodosés

Ils sont administrés de façon discontinue, du 5e au 25e jour du cycle ou du 10e au 25e jour du cycle.
Les indications et effets secondaires dépendent des produits employés.

Dérivés de la 19-norméthyl-testostérone

- Effets indésirables : troubles métaboliques (effet hyperglycémiant à forte dose mais ils n'entraînent jamais de diabète vrai) et veineux, signes de virilisation (séborrhée, acné, augmentation de pilosité), prise de poids.
- Action anti-œstrogène puissante, d'où leur utilisation en cas de maladie œstrogénodépendante (mastopathie bénigne, hyperplasie endométriale, endométriose).
- Contre-indications : hypertension artérielle, dyslipidémie, diabète, antécédent ou maladie à risque thromboembolique.

Dérivés de la 17-OH-progestérone et de la 19-norprogestérone

- Les dérivés de la 17-OH-progestérone (acétate de chlormadinone ou *Lutéran 5*, acétate de cyprotérone ou *Androcur*) et de la 19-norprogestérone (promégestone ou *Surgestone*, acétate de nomégestrol ou *Lutényl*) n'ont pas d'effets métaboliques et vasculaires ; ils ont un effet protecteur sur le sein.
- Effets indésirables : aménorrhée nécessitant l'apport complémentaire d'un œstrogène naturel, *spotting*.
- Contre-indications : antécédents thrombophlébitiques.

Notes

Traitement hormonal substitutif (THS) de la ménopause

Physiopathologie

La ménopause est l'arrêt des sécrétions exocrines et endocrines (œstradiol, progestérone) des ovaires. Cliniquement, une aménorrhée installée depuis plus d'un an chez une femme autour de la cinquantaine doit faire évoquer le diagnostic. Sur le plan hormonal, l'œstradiol est effondré (< 20 pg/mL) et la FSH s'élève au-dessus de 20 U/L.

Justifications du traitement substitutif

- Prévention de l'ostéoporose, qui survient 10 ans plus tôt chez la femme que chez l'homme et qui s'accélère après la ménopause. Les œstrogènes ont prouvé leur efficacité sur la résorption osseuse, même à distance de l'installation de la ménopause. Les biphosphonates et les SERM (modulateurs sélectifs des récepteurs aux œstrogènes) peuvent également être prescrits dans cette indication, mais ils n'ont qu'une action osseuse et ne traitent pas les bouffées de chaleur ni la sécheresse vaginale.
- Prévention des troubles urinaires, de l'atrophie vaginale.
- Suppression des bouffées de chaleur : l'œstrogénothérapie est le seul traitement efficace.
- Prévention du risque cardiovasculaire : le risque cardiovasculaire augmente après la ménopause. Les œstrogènes naturels s'opposent à cette élévation. Mais l'étude WHI (développée ci-après) fait reconsidérer depuis peu certains aspects du THS de la ménopause.
- Amélioration des troubles de la mémoire : les troubles mnésiques post-ménopausiques sont améliorés sous œstrogénothérapie et le risque de maladie d'Alzheimer semble diminué.
- Amélioration de troubles divers : asthénie, tendance dépressive, diminution de la libido, troubles du sommeil, perte de souplesse de la peau…

Étude WHI et recommandations de l'AFSSAPS

Une étude américaine récente a fait reconsidérer certains aspects du THS de la ménopause : il s'agit de l'étude WHI (*Women Health Initiative Study*, publiée dans *JAMA* en 2002). Les résultats montrent, à l'inverse des études précédentes, une augmentation des accidents cardiovasculaires et des cas de cancer du sein, mais aussi une diminution des risques de fractures du col fémoral et de cancer du côlon dans la population traitée (l'étude a été arrêtée à 5,2 ans). Une extrapolation à la France ne peut pas être faite sans réserves car les œstrogènes de l'étude sont différents de ceux prescrits en France et la population de femmes françaises traitées est différente de la population américaine de l'étude WHI (elles sont en moyenne plus jeunes, moins obèses).

Depuis cette étude, l'AFSSAPS (Agence française de sécurité sanitaire des produits de santé) a publié une lettre aux prescripteurs, datée du 31 janvier 2003, avec de nouvelles recommandations concernant le THS de la ménopause :

- le THS ne doit pas être prescrit de façon systématique mais au cas par cas;
- il doit être prescrit à la dose minimale efficace;
- le THS garde un intérêt dans la prévention de l'ostéoporose; le risque d'ostéoporose doit être identifié et cette identification peut être faite par une mesure de la densité minérale osseuse et la recherche des facteurs de risque cliniques classiques d'ostéoporose;
- il faut réévaluer chaque année, pour et avec chaque femme, la balance bénéfices-risques du THS.

En ce qui concerne la durée du THS, l'AFSSAPS parle de durée « tant que durent les symptômes » et confirme « l'intérêt du THS dans la prévention de l'ostéoporose ». En pratique, les bénéfices du THS à court terme sont reconnus. Si l'on envisage de poursuivre le traitement au-delà de 5 ans, il faudra pouvoir en justifier l'indication, les bénéfices et les modalités.

Finalement qui traiter ?

Les recommandations de l'AFSSAPS vont donc dans le sens de traitements personnalisés chez les femmes informées et volontaires.

En l'absence de contre-indication, les femmes qui devraient bénéficier d'un THS sont : les femmes gênées par les troubles climatériques, en particulier vasomoteurs; les femmes ayant eu une ménopause précoce naturelle ou artificielle; les femmes à risque d'ostéoporose identifié; les femmes informées, souhaitant un traitement pour préserver leur qualité de vie, leur sexualité, leur peau, leur capital osseux.

Le THS ne doit pas être prescrit en prévention primaire ou secondaire des maladies cardiovasculaires.

L'œstrogène utilisé est un œstrogène physiologique naturel, le 17β-œstradiol, administré en comprimé, patch, gel, ou par voie nasale.

Contre-indications

- Absolues : cancers hormonodépendants du sein et de l'endomètre, hémorragies génitales non diagnostiquées, accidents thromboemboliques veineux ou thrombotiques artériels en évolution, antécédents personnels thromboemboliques veineux documentés (contre-indication absolue par voie orale et relative par voie cutanée), atteinte hépatique sévère, grossesse.
- Relatives : cardiopathies emboligènes, antécédents personnels thromboemboliques veineux documentés

(contre-indication absolue par voie orale et relative par voie cutanée).

Précautions d'emploi

- Dans les situations suivantes, la décision de traiter est prise au cas par cas, en fonction de la pathologie préexistante et de son évolution sous traitement quand il a été instauré, les risques et bénéfices du traitement devant être surveillés de près :
  - pathologies gynécologiques et mammaires : fibromes, endométriose, mastopathie bénigne, antécédents familiaux de cancer du sein ;
  - pathologies vasculaires et métaboliques : accidents ischémiques cérébraux liés à l'athérosclérose, hémorragies cérébrales, occlusion veineuse rétinienne, obésité (IMC > 30), alitement et intervention chirurgicale, diabète compliqué (en particulier de microangiopathie), hypertriglycéridémie (voie trans ou percutanée possible ; en cas de voie orale : vérifier l'absence d'augmentation notable sous traitement) ;
  - autres pathologies : lupus érythémateux disséminé, tumeur hypophysaire à prolactine, porphyrie, otospongiose.
- Le THS nécessite un bilan préalable puis annuel (examen clinique, frottis cervico-vaginaux et endométriaux si âge supérieur à 40 ans, bilan lipido-glucidique) ainsi qu'une mammographie tous les 2 à 3 ans.
- L'œstrogénothérapie substitutive sera administrée 3 semaines sur 4, en association systématique avec un progestatif non androgénique pendant les 10 à 14 derniers jours.
- La posologie doit être augmentée en cas d'effet œstrogénique insuffisant (bouffées de chaleur, sécheresse vaginale, asthénie, tendance dépressive), et réduite dans le cas contraire.
- Le traitement doit être interrompu en cas d'effets indésirables graves (voir ci-dessous), en cas d'immobilisation prolongée et 1 mois avant une intervention chirurgicale programmée.

Effets indésirables

- Effets indésirables majeurs nécessitant un arrêt du THS : accident cardiovasculaire ou thromboembolique, ictère cholestatique, mastopathie bénigne, tumeur utérine, adénome hépatique, galactorrhée (son apparition doit faire rechercher l'existence d'un adénome hypophysaire).
- Effets indésirables mineurs conduisant à une adaptation du THS :
  - signes d'hyperœstrogénie nécessitant une réduction de la posologie : tension mammaire, nausées, vomissements, crampes abdominales, flatulence, œdème, jambes lourdes, prise de poids ;
  - signes d'hypo-œstrogénie : bouffées de chaleur persistantes, céphalées banales, migraines, sécheresse vaginale persistante, irritation oculaire par lentilles de contact.
- Autres effets indésirables : métrorragies, devant faire rechercher une pathologie sous-jacente, en particulier de l'endomètre, exacerbation d'une comitialité, exacerbation de la sécrétion de glaire cervicale, exacerbation de varicosités existantes, possibilité de dermatite de contact, de prurit pendant le port du dispositif.

Interactions médicamenteuses

- Associations défavorables : inducteurs enzymatiques (barbituriques, phénytoïne, carbamazépine, griséofulvine, modafinil, rifampicine, rifabutine).
- Associations à utiliser avec précautions : ciclosporine (réduction de son catabolisme), flunarizine (risque de galactorrhée), lansoprazole (inducteur enzymatique faible).
- Interactions médicamenteuses mal connues pour la voie percutanée.

Notes

Diabète sucré

Généralités

L'élévation permanente du glucose dans le sang s'appelle diabète sucré. À partir de quelle élévation peut-on parler de diabète alors qu'il n'y a pas rupture mais continuité entre les valeurs dites normales et anormales ? L'usage du dosage de la glycémie, maintenant spécifique grâce à la glucose-oxydase, n'a fait que diminuer par rapport aux méthodes dosant d'autres substances réductrices. La définition peut également varier en fonction de l'utilisateur. L'épidémiologiste se devait de ne pas risquer d'introduire dans ses études des sujets qui ne seraient pas diabétiques, d'où une tendance à retenir un seuil plutôt haut pour faciliter le classement. Ainsi, la valeur de 1,40 g/L à jeun – en fait pratiquement le double de la valeur normale (0,70 g/L) – a été longtemps la valeur seuil retenue. À l'opposé, une firme pharmaceutique peut être séduite par une valeur beaucoup plus basse si elle permet une intervention pharmacologique plus précoce. Entre ces deux extrêmes, le clinicien peut ne pas avoir besoin de seuil de définition pour soigner un patient. Par exemple, un homme de 50 ans obèse, hypertendu, tabagique et hyperlipémique bénéficiera de la même prise en charge que sa glycémie soit à 1 g/L ou à 1,50 g/L.

Actuellement, la définition du diabète repose sur le seuil glycémique à partir duquel les épidémiologistes ont observé un risque de microangiopathie rétinienne, atteinte des petits vaisseaux de la rétine, quasiment spécifique du diabète. Encore récemment, le seuil retenu était donc de 1,40 g/L à jeun ou de 2 g/L 2 heures après une hyperglycémie provoquée par voie orale (HGPO) avec 75 g de glucose, l'anomalie devant être constatée à 2 reprises. Mais si la majorité des sujets présentant une glycémie à jeun supérieure à 1,40 g/L ont bien 2 heures après la prise de glucose plus de 2 g de glycémie, l'inverse est loin d'être vrai. Par ailleurs, la réalisation d'une HGPO est malaisée en pratique. Une concordance maximale paraît être observée pour la valeur « arrondie » de 7 mmol/L, ce qui donne le seuil de 1,26 g/L comme nouvelle définition du diabète. Cette valeur, peut-être manichéenne et simplificatrice, rend obsolète la réalisation d'une HGPO, déjà inutile quand la glycémie à jeun est même modérément élevée, par exemple à 1,20 g/L de glucose et plus encore quand elle est très augmentée. Elle ne doit certainement pas être synonyme d'introduction systématique de médicaments hypoglycémiants. En revanche, elle incitera à la mise en œuvre de mesures thérapeutiques non médicamenteuses, les règles hygiéno-diététiques reposant sur les conseils diététiques et la pratique régulière d'activité physique pour lutter contre la sédentarité.

Il existe deux autres entités nosologiques. L'hyperglycémie modérée à jeun est définie par une glycémie comprise entre 1,10 g/ L et 1,26 g/L à jeun. L'intolérance au glucose est définie par une glycémie comprise entre 1,40 et 2 g/L 2 heures après l'ingestion de 75 g de glucose. Un sujet qui a une glycémie à 1,15 g/L à jeun et à 1,60 g/L après le repas n'est pas actuellement étiqueté diabétique. Il est en revanche à la fois hyperglycémique modéré à jeun et intolérant au glucose. Ces deux anomalies ne sont pas que descriptives. D'une part, elles précèdent dans de nombreux cas le diabète vrai. D'autre part, même en l'absence d'évolution vers le diabète, elles sont corrélées à un risque d'atteinte vasculaire beaucoup plus élevé que la population exempte de ces anomalies. Ces élévations « modérées » de la glycémie, non diabétiques, sont donc presque aussi préoccupantes que le diabète vrai. Comme pour les hyperglycémies modestes diabétiques, les principales mesures thérapeutiques sont non médicamenteuses et essentiellement dominées par une amélioration du mode de vie alimentaire et de l'activité physique.

De nombreux mécanismes peuvent aboutir à une hyperglycémie chronique comme la pancréatectomie (ablation chirurgicale du pancréas). Des virus, des toxiques sont également capables d'entraîner une destruction plus ou moins rapide et complète du pancréas mais toutes ces causes sont rares. Le pancréas est en effet au centre de la glycorégulation. Cette glande mixte pèse en moyenne 100 g, dont 99 % constituent la partie exocrine qui produit le suc pancréatique, riche en enzymes digestives (amylase, trypsine), directement déversé dans la lumière intestinale au niveau du duodénum. La fonction assurée par cette partie est indemne dans le diabète. Le gramme restant est constitué d'environ 1 million d'unités appelées îlots de Langerhans, structure sphérique multicellulaire de 150 microns de diamètre en moyenne. Les cellules bêta, l'élément principal de ces îlots, synthétisent une hormone, l'insuline, directement déversée dans le sang pour assurer la fonction endocrine du pancréas.
Chez l'homme, alors que les apports alimentaires sont intermittents et variables, la glycémie fluctue dans les limites étroites de 0,70 g/L à 1,20 g/L (3,9 à 6,6 mmol/L). En dehors des apports alimentaires, seul le foie est capable de produire du glucose par glycogénolyse, libération du glucose stocké sous forme de glycogène en période absorptive, et néoglucogenèse, ou synthèse de glucose à partir de précurseurs comme le lactate, le glycérol et les acides aminés glucoformateurs. L'insuline s'oppose à ces deux actions par l'intermédiaire d'un système enzymatique complexe. Au niveau périphérique, les tissus dits non insulinodépendants comme le cerveau ou les globules rouges utilisent librement le glucose. Foie, muscles et tissu adipeux sont des tissus eux insulinodépendants, dont la sensibilité à l'insuline détermine l'utilisation du glucose. Pour agir sur ces tissus, l'insuline doit se fixer sur un récepteur dont l'activation induit une cascade de modifications enzymatiques et de substrats, dont le but est la captation et le métabolisme des molécules de glucose. Des anomalies à ce niveau du récepteur, en amont ou en aval, caractérisent l'insulinorésistance.
Le diabète peut donc être schématiquement dû à deux anomalies principales, à terme associées : soit une insulinopénie qui, dans sa forme aiguë et profonde,

caractérise le diabète de type I, anciennement appelé insulinodépendant ; soit une insulinorésistance hépatique et/ou périphérique au centre de la physiopathogénie du diabète, anciennement appelé diabète non insulinodépendant et actuellement diabète de type II. Même si dans de nouvelles stratégies thérapeutiques, on associe parfois des antidiabétiques oraux dans le diabète traité par l'insuline et si le diabète non insulinodépendant est de plus en plus souvent traité par insuline, la nouvelle classification qui parle du diabète de type I et II recouvre des maladies toujours hétérogènes mais regroupe également de façon pratique la plus grande majorité des formes les plus fréquentes de la maladie.

Les deux diabètes sont de même gravité au niveau des complications. Il n'y a pas de « petit diabète » puisqu'une élévation même modérée de la glycémie, au-delà de 1,26 g/L, peut entraîner des destructions organiques sévères. Schématiquement, il existe des complications aiguës et chroniques. Les complications aiguës sont représentées par un coma, qui peut être de 4 types : le coma diabétique, ou acidocétosique, parfois appelée aussi coma hyperglycémique, à l'opposé, il y a le coma hypoglycémique. Le coma hyperosmolaire et l'acidose lactique sont beaucoup plus rares. Ces quatre types de comas seront présentés plus loin.

Il existe deux grands types de complications chroniques. Les complications dites macroangiopathiques, car elles atteignent les grosses artères du cœur (coronaires), du cerveau (carotides) et des membres inférieurs (fémorales). Chez le diabétique, la pathogénie de ces atteintes est peu différente de celle du non diabétique, l'hyperglycémie participant relativement modestement à l'atteinte. La conduite du traitement comprend naturellement en plus le contrôle glycémique, sinon elle n'a aucune grande particularité. Nous renvoyons donc le lecteur au traité correspondant. Les complications microangiopathiques sont spécifiques du diabète. Elles atteignent les petits vaisseaux des yeux (rétinopathie), des reins (néphropathie) et des nerfs (neuropathie). Nous les présenterons en détail, après la description des deux diabètes principaux, le diabète de type I et le diabète de type II. Le pied diabétique, le sujet âgé et certains aspects de la grossesse sont traités à la fin de ce chapitre.

Diabète de type I

Prévalence - Incidence

La prévalence d'une maladie est le pourcentage de sujets présentant cette maladie dans la population à un moment donné ; l'incidence est le nombre de nouveaux cas, par exemple annuels, rapporté aux sujets non malades. La prévalence du diabète de type I en France est de 0,3 %, soit 180 000 patients. Cette prévalence est nettement plus importante au sud de l'Europe pour des raisons possiblement à la fois génétiques et environnementales. L'incidence est de 2 000 nouveaux cas par an. La maladie survient en règle avant 20 ans, avec un pic de fréquence vers 12-15 ans, où l'incidence est de 7/100 000.

Circonstances de découverte

Le diabète de type I est une maladie fortement symptomatique. La polyurie (augmentation de la diurèse jusqu'à plusieurs litres par jour) est la conséquence directe de la fuite de glucose dans les urines. Cette polyurie entraîne en cascade une polydipsie (sensation impérieuse de soif). Malgré un appétit augmenté, le diabète de type I s'accompagne d'un amaigrissement. Ces quatre signes très souvent associés, polyurie, polydipsie, polyphagie et amaigrissement, sont les signes cardinaux du diabète.

Physiopathologie

Le diabète de type I est une maladie auto-immune. Un auto-antigène pancréatique de nature encore inconnue est présenté par des cellules de type macrophagique à des lymphocytes T . Cela est à l'origine d'une cascade d'activation cellulaire et de production de cytokines dont l'interleukine 1 (IL1). La synergie d'éléments cellulaires et plasmatiques aboutit à la destruction des cellules β. En pratique, les cascades précises encore controversées des mécanismes laissent envisager des perspectives thérapeutiques apportées par l'immunologie, en bloquant tôt dans la maladie le processus auto-immun. L'essai thérapeutique d'immunosuppression antilymphocyte T avec la ciclosporine a été un échec : traitement trop tardif, pas assez spécifique, mais d'autres tentatives auront lieu.

Le diabète de type I apparaît quand déjà 90 % des îlots sont infiltrés par les lymphocytes (insulite) et détruits. Le début de l'insulite peut se produire des années avant l'éclosion clinique de la maladie. Les marqueurs de l'insulite sont les auto-anticorps anti-îlots, anti-GAD *(Glutamic Acid Decarboxylase)* ou encore anti-insuline. Diversement associés, il sont présents dans 60 à 80 % des cas jusqu'à 10 ans avant la maladie clinique et peuvent persister longtemps après le début de celle-ci. Simple reflet de la lyse cellulaire, ils ne sont pas cytotoxiques en eux-mêmes et leur présence ne condamne pas les sujets à devenir diabétiques. Leur détection précoce permet néanmoins de cibler les stratégies immunothérapiques.

Cette insulite survient sur un terrain génétique particulier. L'association initiale avec des sujets porteurs d'antigènes HLA particuliers, DR3 et DR4, s'est précisée et l'association la plus forte se ferait avec l'antigène HLA DQ. À l'opposé de cette association facilitatrice, il existe des associations protectrices, en particulier avec le DR2. Le rôle de l'hérédité dans le diabète de type I n'est finalement pas si déterminant et, en pratique, il faut retenir que plus de 90 % des nouveaux cas sont sporadiques sans que l'on retrouve d'antécédents familiaux de diabète de type I. Le risque de devenir diabétique d'un enfant de parent atteint, même s'il est augmenté de plusieurs dizaines de fois par rapport au risque de la population générale, ne dépasse pas 2 à 3 %. Même chez les jumeaux homozygotes, la concordance n'est que de 30 %, ce qui signifie que les facteurs environnementaux, infectieux, alimentaires, psychologiques jouent un rôle déterminant dans le déclenchement du processus auto-immun, en particulier dans sa précocité. À l'inverse, le chagrin le plus intense ne peut pas créer un diabète chez un sujet non génétiquement prédisposé. Toujours en pratique, la découverte d'un traitement préventif nécessiterait le dépistage de la population générale à l'aide de tests spécifiques et non coûteux qui n'existent absolument pas actuellement.

Diabète de type II

Prévalence - Incidence

C'est le plus fréquent des diabètes et sa prévalence en France métropolitaine est de l'ordre de 3 % (1 800 000 patients). Elle dépasse les 10 % dans certains Dom-Tom (Réunion, Nouvelle Calédonie). Le nombre de nouveaux cas ne faisant que croître, cette prévalence n'a fait qu'augmenter et on parle symboliquement d'épidémie de diabète de type II pour tenter de marquer les esprits des pouvoirs publics comme des citoyens, qui ont chacun leur responsabilité, et prendre les mesures préventives pour lutter contre cette extension. Pourtant le diabète de type II n'a rien de contagieux, évidemment. La susceptibilité génétique y est grande. Une fois sur deux environ, on retrouve des antécédents familiaux chez le probant et si un jumeau est atteint de diabète de type II, le taux de concordance est proche de 100 %. Néanmoins, à ce jour, contrairement au diabète de type I, il n'a pas été possible de mettre en évidence des marqueurs génétiques, peut-être parce qu'à de rares exceptions il s'agit d'une association complexe de gènes.

Physiopathologie

Les mécanismes de développement de l'hyperglycémie sont moins clairs que dans le diabète de type I. Il existe une insulinorésistance peut-être essentiellement en aval du récepteur de l'insuline. Le foie produit plus de glucose, qui est moins bien capté et utilisé dans le muscle. Au stade initial, un hyperinsulinisme réactionnel parvient à maintenir un taux normal de glucose dans le sang mais il existe une deuxième série d'anomalies au niveau de l'insulinosécrétion. Ces anomalies sont à la fois d'ordre qualitatif : disparition du pic précoce de l'insulinosécrétion, et quantitatif : l'hyperinsulinisme n'est que relatif et la quantité produite d'insuline est finalement insuffisante pour amener la glycémie à un taux normal. Avec les décennies, la sécrétion d'insuline finit même par se tarir complètement.

Circonstances de découverte

Il existe trois circonstances de découverte du diabète de type II, qui frappe typiquement des adultes de plus de 40 ans, le plus souvent obèses. Dans environ 10 % des cas, des symptômes sont présents, notamment une polyurodipsie. Longtemps les complications du diabète, qui mettent pourtant au moins 10 ans avant d'être parlantes (rétinopathie, infarctus du myocarde), ont été le mode le plus fréquent de découverte de ce diabète, traduisant à la fois l'aspect asymptomatique sournois de cette maladie et la faillite des moyens mis en œuvre pour la détecter. Il n'y a aujourd'hui plus que 20 % (de trop) des cas qui sont découverts de cette façon. La circonstance la plus fréquente est l'examen systématique. Environ 20 millions de glycémies sont pratiquées par an en France (2e examen le plus fréquent après la numération-formule sanguine), par exemple avant intervention chirurgicale ou « bilan de Sécurité sociale ». Cela permet des découvertes surprises de diabète. Il faudrait orienter cette recherche vers les personnes les plus exposées à développer un diabète de type II : les obèses, surtout de type androïde (gros ventre) et moins souvent gynoïde (grosses fesses), les personnes ayant un antécédent familial de diabète de type II, les femmes ayant mis au monde un enfant d'un poids de naissance supérieur à 4 kg (l'hyperglycémie fœtale induite par l'hyperglycémie maternelle même modeste entraîne chez le fœtus une riposte hyperinsulinique source de lipogenèse, donc d'engraissement), les personnes ayant des antécédents transitoires d'élévation de la glycémie sous corticoïdes et sous certains contraceptifs, par exemple. L'âge et la sédentarité augmentent encore le risque. Au total, chez les obèses asymptomatiques androïdes de plus de 55 ans ayant des antécédents familiaux de diabète, la « rentabilité » du dépistage est supérieure à 50 %.

Quel est le sens du dépistage précoce pour une maladie très vraisemblablement génétique ? Dans le diabète de type II, dans l'immense majorité des cas, quel que soit le poids des gènes (toute la famille est obèse et diabétique !), il est possible de prévenir l'apparition du diabète par des mesures purement comportementales. Il « suffit » de rester mince et pour rester mince il suffit de manger normalement : les « régimes » apparemment restrictifs ne sont que la conséquence de l'hyperphagie de la quasi-totalité de nos concitoyens. Il faut avoir une activité physique normale alors que la sédentarité est devenue la règle. L'activité physique professionnelle, par exemple – et initialement sa diminution était un progrès social –, est passée en un siècle de 40 % à 1 %, aboutissant à un désastre au niveau de la santé. Ainsi l'épidémie annoncée pourrait être enrayée par des mesures simples, au moins dans leur énoncé.

Objectifs du traitement

Objectifs généraux

Dans le diabète de type I, comme l'insuline est une hormone vitale, il faut soigner le diabète pour éviter la mort. Avant la découverte de l'insuline en 1922, le diabète était une cause de mort rapide. La mort étant évitée, il faut maintenant prévenir les complications métaboliques aiguës. L'acidocétose, en raison de la carence profonde en insuline, et l'hypoglycémie, en raison de maniement difficile de l'insuline exogène, sont des complications plus spécifiques du diabète de type I. Néanmoins, un diabète de type II peut se décompenser sur le mode acidocétosique et plusieurs traitements oraux exposent aux hypoglycémies. Le rare coma hyperosmolaire est plus fréquent dans le diabète de type II, de même que l'acidose lactique, rarissime et spécifique de la toxicité de la metformine.

L'autre grand objectif du traitement est la prévention des complications chroniques. Celles-ci sont en effet, même s'il existe des traitements spécifiques, difficiles à prendre en charge. Le contrôle glycémique strict est la meilleure garantie de prévention et/ou limitation des complications chroniques.

La prise en charge thérapeutique dans le diabète est globale et comporte impérativement la lutte contre les autres facteurs de risques vasculaires, en particulier l'hypertension artérielle, la dyslipidémie, le tabagisme et la sédentarité.

Enfin, les maladies chroniques retentissent sur le psychisme des patients. Le diabète de type I est vécu de façon beaucoup plus dramatique et le type II de façon plutôt désinvolte. Les deux attitudes sont inadaptées. La non-acceptation du diabète de type I est une complication psychologique grave de cette maladie et empoisonne toute l'existence.

Objectifs spécifiques

En théorie, seule la normoglycémie permet la prévention des complications. En pratique la rigueur de cette recherche dépend de plusieurs facteurs. Le premier est l'espérance de vie : même si celle-ci augmente de plus en plus, à 80 ans, chez un patient indemne de toute complication chronique, le risque de les voir apparaître est presque nul puisque la durée d'évolution nécessaire est le plus souvent de plusieurs décennies. S'il existe malheureusement une maladie intercurrente grave, une néoplasie intraitable par exemple, quel que soit l'âge, l'espérance de vie devient à nouveau limitée. Dans ces deux cas, âge avancé sans complication et maladie intercurrente grave, l'objectif glycémique est essentiellement axé sur le confort : disparition des symptômes éventuels, pas de contrainte alimentaire importante, schéma thérapeutique simplifié. À l'opposé, si le diabète éclate à 15 ans, le patient est menacé d'une exposition de plusieurs dizaines d'années à l'hyperglycémie chronique. Les objectifs glycémiques seront à ce moment-là extrêmement rigoureux. Dans le premier cas, des glycémies comprises entre 2 et 2,5 g/L sont acceptables, ici elles doivent être comprises entre 0,80 et 1,20 g/L. L'HbA1c inférieure à 8 % est suffisante dans le premier cas, elle doit être ici inférieure à 6 %. Cette exigence est particulièrement nécessaire en cas de grossesse, car source de malformations éventuelles chez le fœtus ou de complications très évolutives comme un œdème maculaire. Entre ces deux situations, il existe des objectifs intermédiaires où l'HbA1c pourrait se situer aux environs de 7 % et la glycémie autour de 1,50 g/L. C'est très souvent le contexte psycho-socioculturel qui impose l'objectif thérapeutique, qui n'est pas toujours l'objectif idéalement souhaité.

Conduite du traitement

Mesures générales : thérapeutiques non médicamenteuses

Elles sont communes aux deux types de diabète.

Activité physique

La sédentarité est un mal croissant de notre société. Elle est un facteur majeur de surpoids et une des causes de l'épidémie de diabète. Il existe plusieurs niveaux d'activité physique. La vie quotidienne devrait déjà en assurer une part importante : faire ses courses, aller à son travail. Des activités ludiques simples comme la marche, le jardinage, devraient être des comportements normaux. Quant au sport, un mot qui fait tellement peur, il n'est pas forcément indispensable si un degré suffisant d'activité physique est atteint avec les deux premières catégories. Pour qu'elle soit significative, l'activité physique doit être au moins de 30 minutes par jour, 1 heure de préférence. Néanmoins, chaque minute est bonne à prendre.

Planification alimentaire

Les connaissances diététiques des Français sont très faibles. Un repas équilibré doit comporter 50 % de glucides, 30 % de lipides et 20 % de protides. Les glucides et les protides apportent 4 kcal/g et les lipides 9 kcal/g. C'est donc la chasse aux graisses cachées qui est la base de la diététique. Un régime pour diabétique est en fait quantitativement normal, aux alentours de 2 000 calories mais les habitudes des Français sont très au-delà de cette norme, d'où la sensation de privation. Ne pas sauter de repas, manger lentement sont des mesures simples à suivre. Il y a beaucoup de règles de bon sens comme éviter plusieurs plats gras dans le même repas. La liste des facteurs limitant l'observance à la planification alimentaire peut-être longue : contexte culturel, social, difficultés familiales, financières, impératifs religieux... Cette liste ne doit pas servir de prétexte à ne rien tenter. Les difficultés réelles méritent d'être soulevées pour être résolues.

Éducation du patient

L'éducation a apporté, par exemple en termes de survie à l'acidocétose, autant que la découverte de l'insuline ou de celle des antibiotiques (1/3 de réduction de mortalité pour chacune); l'impact sur la longévité et les complications chroniques est très probablement aussi d'une ampleur considérable. Bien avant beaucoup d'autres spécialistes, les diabétologues ont appris à partager leur savoir avec leurs patients. Beaucoup de structures, en particulier hospitalières, sont tout ou partie orientées vers l'éducation des patients à l'aide de stratégies d'enseignement qui peuvent facilement prendre 15 à 20 heures par semaine. On considère que la connaissance de la diététique ne peut être maîtrisée qu'après 50 ans d'enseignement. La durée est encore plus importante pour le maniement de l'insuline.

Stratégies thérapeutiques

Prise en charge au long cours

► Diabète de type I

L'insulinothérapie est continue. Au moment des repas, en réaction à la glycémie de l'artère pancréatique, l'insulinosécrétion peut être multipliée par un facteur variant de 2 à 10. Les schémas d'insulinothérapie doivent mimer cette physiologie. Il est donc nécessaire d'assurer des besoins dits basaux en insuline, en règle avec deux injections d'insuline d'action intermédiaire de durée de 12 heures. Pour couvrir les besoins postprandiaux, il est nécessaire d'adjoindre des injections d'insuline dite rapide, appelée aussi ordinaire. Dans le cas des objectifs ambitieux comme la grossesse chez une jeune diabétique, le patient aura donc 5 injections par jour d'insuline. Accepter une telle fréquence revient également à accepter une fréquence significative de contrôle glycémique. Il faut en effet absolument savoir comment agissent ces 5 injections pour pouvoir moduler la dose.

En théorie, les adaptations doivent être de type anticipatoire. Les glycémies en permanence élevées à 10 h et 12 h doivent, en dehors de faute de régime, faire augmenter la dose d'insuline rapide du matin. Une hypoglycémie dans la nuit doit faire baisser la dose de l'insuline intermédiaire du soir. On voit donc que les décisions thérapeutiques doivent être prises avec 24 heures de décalage. C'est par exemple une erreur de diminuer précipitamment la dose injectée le soir si on fait une hypoglycémie en fin d'après-midi. Les adaptations peuvent également être de type compensatoire. Si la glycémie est très basse, on a la possibilité d'augmenter son apport calorique. Inversement, si la glycémie est très élevée au moment de l'injection, bien qu'elle dépende de l'injection précédente, on peut éventuellement soit diminuer les calories, soit augmenter modérément la dose de l'injection que l'on fait à ce moment-là.

Pour apparemment faciliter la vie des patients, les firmes ont proposé des mélanges tout prêts comportant 10 à 50 % d'insuline rapide, avec pratiquement tous les intermédiaires possibles (15, 20, 25, 30 et 40 %). Malheureusement, l'augmentation et la diminution des doses d'une injection retentissent sur les deux composants, ce qui n'est pas toujours et même rarement nécessaire. Les mélanges tout prêts sont donc plutôt recommandés aux patients chez qui l'objectif glycémique recherché n'est pas la perfection mais est plus approximatif.

Pendant des années, l'insuline était extraite de pancréas de bœuf ou de porc, et dans ce dernier cas, il n'y avait qu'un seul acide aminé de différence avec l'insuline humaine. Actuellement, dans les pays occidentaux, l'insuline est uniquement humaine et fabriquée par génie génétique. On introduit dans une bactérie l'ADN codant pour l'insuline humaine.

Les insulines dites rapides n'étant pas si rapides et les insulines dites lentes n'étant pas si lentes, les firmes ont cherché à introduire des modifications au niveau de la structure primaire de l'insuline : ce sont les analogues. Les premiers analogues à disposition ont été des analogues dit rapides ou ultrarapides. Dans ce cas, le délai d'action de l'insuline est plus rapide de quelques minutes, le pic d'action plus précoce (30 minutes) et plus intense. La durée d'action est plus brève de 2-3 heures. Cependant, cette action théorique, qui devrait éviter tout échappement postalimentaire, n'est en fait vérifiée que dans environ 30 % des cas. L'insuline rapide classique reste donc parfaitement suffisante. Très récemment, une insuline analogue lente est apparue sur le marché. Après moins d'un an d'utilisation, de plus en plus de diabétologues ont conclu que l'action théorique de 24 heures est en fait assez rarement observée, cet analogue nécessitant souvent deux injections par jour pour couvrir les besoins dits basaux. De nouveaux analogues plus performants seront certainement découverts dans les années à venir.

Un patient récemment traité à l'insuline doit connaître impérativement la conduite à tenir devant la présence d'acétone ainsi que l'emploi, en cas de coma hypoglycémique, du glucagon, qu'il devra apprendre à son entourage. C'est en effet ce dernier qui doit bénéficier de l'apprentissage de l'emploi du glucagon. On recommande au patient de garder en règle au moins deux ampoules, une à domicile et une sur le lieu de travail. Les connaissances précises des algorithmes d'adaptation viendront dans un deuxième temps.

Jusqu'à un passé récent, l'insuline se présentait uniquement sous forme de flacons de 10 mL accompagnés de seringues qui étaient devenues jetables. La concentration était de 40 unités/mL. Le marché est maintenant entièrement dominé par des stylos injecteurs de deux types : soit préremplis jetables, soit non jetables, contenant des cartouches. La plupart des stylos contiennent 3 mL d'insuline à 100 unités/mL, soit 300 unités/stylo. Les stylos sont de plus en plus esthétiques, pratiques et sûrs, et les patients s'en sont emparés avec conviction. Les stylos injecteurs sont munis d'aiguilles jetables dont la longueur, le diamètre et la minceur n'a fait que « trop » diminuer. En pratique, les injections actuelles sont presque indolores.

Exemples de schémas d'insulinothérapie

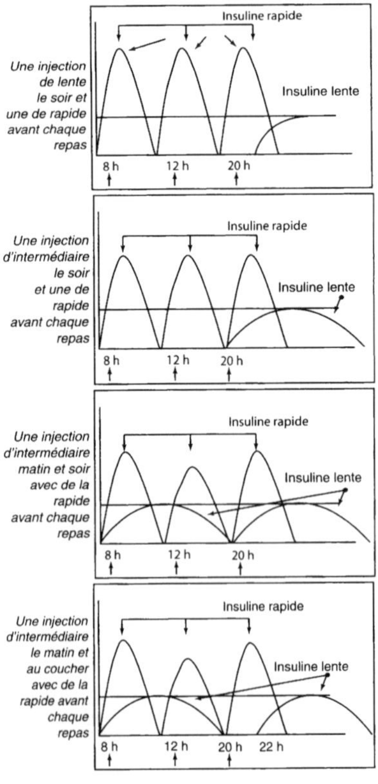

L'insulinothérapie est vitale dans le diabète de type I mais pourrait être apportée par d'autres voies que la voie sous-cutanée. Les tentatives d'insulinothérapie par voie nasale, orale ou bronchique, où les recherches sont actives, n'ont pas encore abouti. Il existe des pompes externes voire internes qui délivrent l'insuline de façon continue à l'état basal avec des bolus au moment des repas. Contrairement à ce que pensent beaucoup de patients, la glycémie n'est pas mesurée de façon automatique (il s'agirait alors d'un pancréas artificiel) mais il faut la contrôler à de nombreuses reprises pour prendre des décisions de réglage. Cette contrainte, ainsi que celles d'ordre physique et esthétique font que cette thérapeutique est restée peu développée. Quant aux greffes de tissu pancréatique, qu'il s'agisse de pancréas total, d'îlots de Langerhans ou peut-être, dans un avenir lointain, de cellules souches, elles restent une voie de recherche très attrayante. Toutes ces tentatives thérapeutiques sont limitées par la nécessité d'emploi d'immunosuppresseurs, dont la lourdeur est supérieure à celle de l'insuline. Les greffes de pancréas sont presque exclusivement réservées à la double transplantation rein/pancréas, où l'immunosuppression est justifiée par la présence du rein. Récemment, des progrès ont permis des succès métaboliques de greffes d'îlots pancréatiques seuls. Des recherches actives pourraient par exemple permettre dans l'avenir la greffe de cellules souches autologues, ce qui permettrait de se passer d'immunosuppression.

Diabète de type II

Les mesures initiales sont toujours la prescription d'un régime hypocalorique équilibré et d'une activité physique significative. Il n'y a jamais d'urgence à prescrire un antidiabétique oral en première intention. Ces traitements non médicamenteux doivent être observés pendant 3 à 6 mois. Si le diabétique présente un surpoids, ce qui est le cas le plus fréquent, avec par exemple un indice de masse corporelle supérieur à 28, le traitement de première intention est représenté par les biguanides, qui ont une action *insulin-like* et agissent essentiellement en empêchant la néoglucogenèse hépatique (fig. 1). Il faut toujours commencer par la dose minimale efficace, le maximum thérapeutique ne devant pas être atteint avant plusieurs mois. Ces médications peuvent faire baisser l'HbA1c de 1,5 %. Si l'équilibre reste mauvais, le traitement de deuxième intention est un sulfamide hypoglycémiant. Ceux-ci agissent essentiellement en stimulant l'insulinosécrétion pancréatique. Ils exposent donc au risque d'hypoglycémies. Ici aussi il est nécessaire de commencer par des doses faibles, la dose maximale ne devant pas être atteinte avant plusieurs mois. Pour les plus puissants, des diminutions de l'HbA1c de 2 % peuvent être observées. Certains auteurs recommandent en 2e ou 3e intention un inhibiteur des alpha-glucosidases intestinales. Ces médicaments empêchent la dégradation des amidons en la repoussant au niveau colique. Ils agissent essentiellement sur l'hyperglycémie postprandiale. Ils sont source d'inconfort digestif majeur, entraînant une mauvaise observance. De plus, leur efficacité métabolique est modérée, de l'ordre de 0,5 % d'HbA1c en moins.

Pour le diabétique avec un poids normal (pour certains cela inclut un indice de masse corporelle < 28), la stratégie reste identique mais il est possible de débuter d'emblée par un sulfamide hypoglycémiant (fig. 2).

On connaît mal la place d'autres insulinosécrétagogues, les glinides, d'apparition plus récente. Il semblerait que leurs avantages et inconvénients soient quasiment superposables à ceux des sulfamides hypoglycémiants. On connaît encore moins la place des insulinosensibilisateurs du groupe thiazolidine diones (glitazones). Leur mode d'action est cependant très bien décrit : il s'agit de molécules ayant une action agoniste au niveau des récepteurs PPAR gamma. Leur pouvoir hypoglycémiant n'est guère supérieur à celui des inhibiteurs des alpha-glucosidases. Les effets indésirables sont certains, comme la rétention hydrosodée et la prise de poids, fâcheuse chez un diabétique de type II ; l'atteinte hépatique est semble-t-il moins préoccupante avec les nouvelles molécules. L'emploi de ces médicaments en association avec l'insuline reste strictement contre-indiqué. Initialement, leur prescription était très encadrée : médicaments de deuxième intention seulement, uniquement en association dans un premier temps avec les biguanides. L'association à un sulfamide n'était autorisée qu'en cas d'intolérance digestive ou de contre-indication aux biguanides. Le médicament était strictement réservé aux endocrinologues. La stratégie commerciale des

Fig. 1. Arbre de décision pour obtenir la normalisation glycémique au cours du diabète de type II, chez les sujets en surpoids important (IMC > 28 kg/m²).

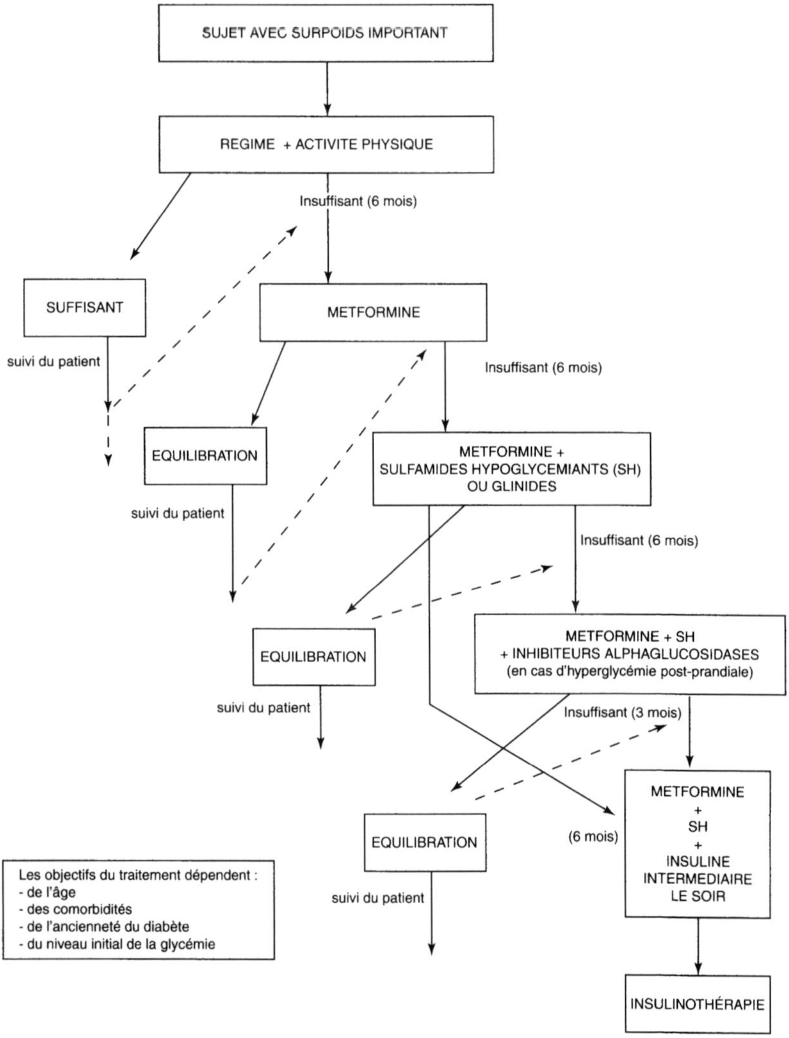

La place modérée des glitazones est actuellement mal déterminée.

firmes a abouti à la levée de presque toutes ces limitations. La place de la molécule reste très controversée et le succès commercial toujours limité est probablement raisonnable. Quand un patient ne réagit pas aux antidiabétiques, on dit qu'il a un échappement primaire aux antidiabétiques oraux. Si l'efficacité baisse dans un deuxième temps, on parle d'échappement secondaire aux antidiabétiques oraux. L'insuline devient alors nécessaire. On sait maintenant qu'en quelques décennies, même

Fig. 2. Arbre de décision pour obtenir la normalisation glycémique au cours du diabète de type II, chez les sujets sans surpoids ou surpoids modéré (IMC < 28 kg/m²).

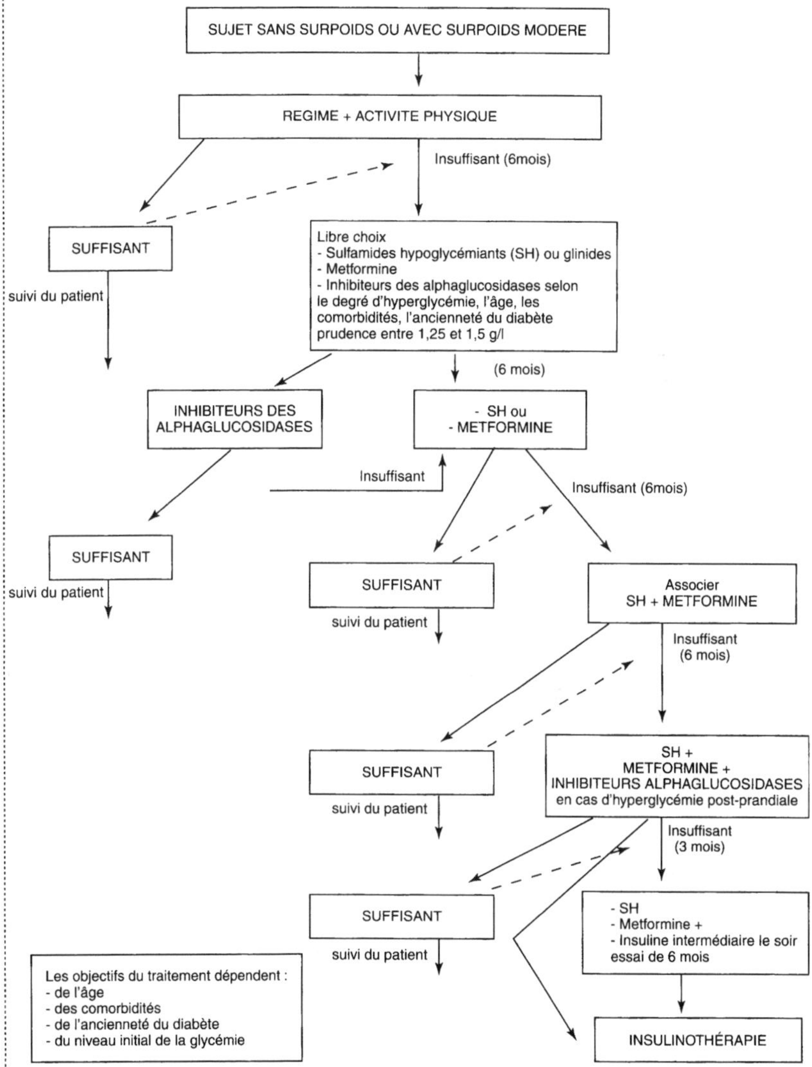

La place modérée des glitazones est actuellement mal déterminée.

dans le type II les îlots peuvent être détruits. L'insulinothérapie est parfois commencée uniquement le soir dans un schéma thérapeutique dit *bed time*. Rapidement elle devient classique, comme dans le diabète de type I. C'est la prescription de plus en plus fréquente d'insuline dans le type II (qui ne reste qu'aux environs de 10 % en France) qui a progressivement fait abandonner le nom de diabète non insulinodépendant pour celui de diabète de type II. En dehors d'échappement secondaire aux antidiabétiques oraux, l'insuline est aussi prescrite chez le diabétique de type II de façon intermittente pour les maladies intercurrentes ou la grossesse. Elle peut l'être aussi devant des complications microangiopathiques de plus en plus menaçantes.

Complications aiguës

Acidocétose

Le coma acidocétosique est lié à une carence profonde en insuline. Le manque de l'hormone entraîne une lipolyse, qui conduit à la formation de corps cétoniques. Ces corps cétoniques sont acides. La vie du patient est menacée en quelques heures. Le coma au sens clinique est très rare et d'une extrême gravité. Les signes cliniques les plus fréquents sont la déshydratation extracellulaire, traduite par un pli cutané persistant et l'augmentation de la fréquence respiratoire, reflet de l'acidocétose : le sujet hyperventile pour éliminer les ions H^+. Le chiffre normal est d'environ 12 respirations par minute. La polypnée peut dépasser 20 respirations par minute. Cette respiration, dite dyspnée de Küssmaul, se fait classiquement en quatre temps. Le troisième signe clinique est une odeur acétonique de l'haleine, qui nécessite un odorat performant et habitué.

Il existe, à l'opposé, une situation très fréquente qui est la décompensation glycosurique, cétonurique sans encore d'acidose. Les patients diabétiques à l'insuline doivent parfaitement connaître la conduite à tenir devant une telle situation : s'administrer un supplément d'insuline rapide sous-cutanée par exemple de 5 unités par croix d'acétone, manger impérativement de manière significative, vérifier la disparition de l'acétone au bout de 3 heures et recommencer un deuxième ou troisième supplément tant que l'acétone n'a pas disparu. La disparition de la glycosurie ne signe pas la guérison. La survenue d'hypoglycémie en cours de traitement signifie que les apports caloriques sont insuffisants et il faut les augmenter. Parallèlement, il faut rechercher une cause qui peut être une négligence thérapeutique ou une maladie intercurrente, qui nécessitera alors son propre traitement. Sinon, la plupart des patients peuvent enrayer cette décompensation sans médecin ni hospitalisation.

En cas d'hospitalisation, le traitement physiologique est toujours l'insulinothérapie, en règle intraveineuse, de l'ordre de 5 unités/heure. La déshydratation profonde doit être corrigée par des apports hydroélectrolytiques massifs, par exemple 3 à 4 litres de solution de chlorure de sodium à 9/1 000 en quelques heures. Le pool potassique est souvent effondré malgré une apparente hyperkaliémie, appelée fausse hyperkaliémie, qui nécessite une surveillance en particulier électrocardiographique de la kaliémie. Dès que celle-ci se normalise, il faut apporter des suppléments potassiques.

L'acidocétose peut être éventuellement révélatrice du diabète de type I si les symptômes cliniques grossiers n'ont pas été repérés. En France, la mortalité par acidocétose, en particulier en raison de son traitement précoce à la phase non acidotique, est pratiquement de 0 %. Dans les pays sous-développés, pour la raison inverse, l'absence d'éducation, la mortalité atteint 15 à 20 %.

Hypoglycémies

Les hypoglycémies, définies par une glycémie inférieure à 0,6 g/L (3 mmol/L), sont extrêmement redoutées par les diabétiques. Les conséquences organiques sont exceptionnelles (séquelles neurologiques). Les conséquences sociales ne sont pas rares (difficultés professionnelles). Quant aux conséquences psychologiques, elles sont presque constantes. Mal vécues, elles entraînent un traitement par l'absurde qui consiste à rester tout le temps en hyperglycémie. Cette hyperglycémie est asymptomatique mais à l'opposé extrêmement dangereuse pour tous les organes.

Les hypoglycémies sont le plus souvent précédées par des prodromes annonciateurs liés à la contre-régulation adrénergique : sueurs, palpitations, tremblements. À la phase de glucopénie, tous les troubles neuropsychiatriques ont été décrits, comme la sensation de faim, la diplopie (vision double), les troubles de l'humeur, y compris l'agressivité, jusqu'au coma qui n'est pas exceptionnel. Une hypoglycémie grave est définie par les médecins comme celle nécessitant l'intervention d'une tierce personne. Pour les patients, les hypoglycémies graves sont celles qui les handicapent au plan socioprofessionnel.

Il n'y a pas d'hypoglycémie sans cause. Une cause fréquente est l'activité physique inhabituelle qui augmente beaucoup les besoins en glucose au niveau musculaire. Les fautes diététiques (apports insuffisants de féculents, repas retardés ou omis, vomissements) sont une deuxième grande cause. Viennent ensuite les erreurs de raisonnement dans les décisions posologiques. Enfin, la consommation de grandes quantités d'alcool majore fortement le risque d'hypoglycémie.

Les hypoglycémies ne peuvent survenir que chez les patients traités par l'insuline ou par des comprimés insulinosécréteurs (sulfamides hypoglycémiants ou glinides). Elles sont impossibles avec les insulinosensibilisateurs (biguanides, glitazones) ou les inhibiteurs des glucosidases intestinales. Le meilleur traitement des hypoglycémies est leur prévention : diminution préalable des doses d'insuline avant un exercice physique important, par exemple, ou encore compensation des vomissements par la prise de nouveaux aliments même si cela est difficile. À défaut, l'hypoglycémie se soigne. Il est de règle de prescrire d'emblée l'absorption d'un glucide dit rapide ou simple, le meilleur restant le sucre en morceau. Tout diabétique à l'insuline doit en avoir dans sa poche. Le patient apprendra rapidement le nombre de morceaux de sucre nécessaire au resucrage, qui est rarement inférieur à 2 ou 3. Un excès de resucrage est une source d'hyperglycémie réactive fâcheuse. En même temps, on recommande l'absorption d'un sucre dit complexe ou lent sous forme de féculent qui, en fonction de l'endroit de survenue de l'épisode, n'est pas forcément de réalisation simple. À la maison, un reste de riz ou de pâtes fait très bien l'affaire. À l'extérieur, il faut souvent se contenter de pain.

En cas de perte de connaissance, il ne faut à aucun prix faire avaler par la bouche le moindre liquide ni le moindre solide en raison du risque de fausse route, mais injecter du glucagon. Il est réservé aux hypoglycémies induites par l'insuline. Si elles sont induites par les sulfamides hypoglycémiants, le glucagon est contre-indiqué car il est secondairement insulinosécréteur et il peut majorer l'hypoglycémie s'il persiste une insulinosécrétion significative. Il existe maintenant un kit *(Glucagen kit)* où le solvant est déjà dans une seringue. Il n'y a plus qu'à dissoudre la poudre. La solution étant instable, elle ne peut être préparée autrement que de façon extemporanée.

Les diabétiques de type I doivent avoir sur eux une carte qui signale leur état diabétique et la nécessité d'administrer du glucagon si on les trouve dans le coma. Même si le coma est dû à une autre cause (y compris une hyperglycémie), il n'y a jamais de danger à administrer du glucagon car la glucagonémie plasmatique est déjà de plusieurs fois la normale dans toutes les situations de stress. L'entourage (épouse, mari, enfants, par exemple) peuvent craindre de réaliser ce geste. Cependant, même mal fait il ne présente aucun danger. Le glucagon est considéré par les pédiatres comme la découverte principale des dernières décennies dans le traitement du diabète. Auparavant l'hospitalisation était obligatoire et pouvait durer plusieurs semaines. Celle-ci doit maintenant être absolument exceptionnelle pour cette cause. En cas d'échec de l'administration du glucagon, une deuxième injection est possible. Le temps d'action est de l'ordre de 15 minutes. Seule la perfusion intraveineuse de glucosé hypertonique peut faire sortir du coma le patient de façon presque instantanée. À domicile, cette thérapeutique est en règle impossible. Elle n'est guère plus souvent pratiquée à l'hôpital, sauf chez les patients déjà sous perfusion.

Coma hyperosmolaire

Il frappe surtout le diabétique de type II, âgé, de sexe féminin. À la phase d'installation, le patient est de plus en plus léthargique. À la phase aiguë, il existe une altération de la conscience et des signes neurologiques parfois focaux. La déshydratation intracellulaire est très intense, avec une réduction importante du poids, une sécheresse de la langue et des joues voire une hyperthermie. Il s'associe une déshydratation extracellulaire, marquée par un pli cutané persistant. Enfin, les signes cliniques d'acidocétose sont absents. L'augmentation de l'osmolarité peut être considérable, à la fois aux dépens de la glycémie, qui peut s'élever à plusieurs dizaines de grammes, et de la natrémie, qui peut être de l'ordre de 160 mEq/L en raison d'une forte déshydratation intracellulaire.

Le diabète est méconnu dans une grande partie des cas. Le trouble est souvent largement iatrogène, le patient étant « empêché de boire ». La situation est caricaturale à l'hôpital où la fréquence de cette complication n'est pas exceptionnelle : un patient insuffisamment perfusé et ne pouvant atteindre une bouteille d'eau risque cette complication.

Les mesures sont essentiellement préventives quand le diabète est connu : hydratation régulière et permanente, à augmenter très significativement en cas de forte chaleur (canicule) ou de maladie intercurrente avec hyperthermie. Il existe des classes médicamenteuses susceptibles de favoriser le coma hyperosmolaire. Il s'agit en premier lieu des diurétiques de type thiazidique, suivis par la corticothérapie. Ont également été incriminés les hydantoïnes ainsi que les bêtabloquants.

Acidose lactique

Elle est devenue rare voire exceptionnelle. L'acidité est apportée par le lactate, dont le taux augmente considérablement dans le sang. La circonstance de survenue *quasi* exclusive chez le diabétique est la prescription de metformine (qui empêche le lactate de rentrer dans la néoglucogenèse hépatique) chez un patient en insuffisance rénale. Il existe une RMO contre-indiquant les biguanides devant toute insuffisance rénale patente voire potentielle (grand cardiaque). En cas de risque d'insuffisance rénale aiguë, par exemple lors d'une anesthésie générale ou d'une radiographie à base d'iode (risque de tubulopathie), les biguanides doivent être arrêtés 24 h avant le geste et repris au mieux 48 h après, en théorie après un dosage de créatinine.

Complications chroniques spécifiques du diabète

Rétinopathie diabétique

Physiopathologie

Il existe deux mécanismes principaux expliquant l'atteinte des vaisseaux rétiniens : la fragilité pariétale et les micro-occlusions pariétales. La fragilité pariétale est responsable d'anomalies morphologiques à type de dilatations : formation de microanévrismes. L'occlusion capillaire est la source d'une ischémie rétinienne. Cette ischémie va s'étendre et les territoires non perfusés vont réagir en développant des néovaisseaux : c'est la rétinopathie proliférante. Parallèlement, les capillaires, en particulier néoformés, sont hyperperméables d'où l'apparition d'œdèmes. Quand un néovaisseau saigne brutalement, il y a hémorragie du vitré avec baisse aiguë de l'acuité visuelle, en règle régressive au moins initialement. Quand il existe un œdème maculaire, l'acuité visuelle baisse. Par ailleurs, une atteinte rétinienne sévère peut évoluer à bas bruit pendant des années sans aucun symptôme, en particulier fonctionnel.

La prévalence de la rétinopathie diabétique, souvent modérée, est de 100 % après quelques décennies d'évolution. Si une complication sévère comme l'hémorragie du vitré est devenue une circonstance rare de découverte du diabète, inversement, lors de la découverte « apparente » d'un diabète de type II, il existe en règle une rétinopathie diabétique, heureusement modérée dans près d'un cas sur cinq. Des progrès importants doivent être encore faits dans ce domaine.

Il existe de nombreuses autres manifestations oculaires, dont la principale est la cataracte. Celle-ci pourrait être due à la transformation dans le cristallin du glucose en sorbitol, ce qui entraîne une précipitation locale accumulant le calcaire.

Objectif du traitement

Le traitement de la rétinopathie diabétique est avant tout préventif : détection précoce du diabète, contrôle strict de la glycémie et de la tension artérielle et surveillance régulière par un examen ophtalmologique approfondi. Même si le diabète n'est plus la première cause de cécité dans le monde, il reste trop souvent une cause de handicap visuel majeur.

Conduite du traitement

Il n'existe pas de traitement médicamenteux ni pour la rétinopathie diabétique (les protecteurs vasculaires ne protègent contre rien) ni pour la cataracte. Le seul traitement qui protège la rétine des diabétiques est le laser et pour la cataracte la chirurgie. Quant au glaucome, son traitement n'a pas de particularité chez le diabétique (voir l'ouvrage *Ophtalmologie*, dans la même collection).

Le traitement repose sur le laser, essentiellement à l'argon. L'énergie du rayon lumineux se transforme en énergie thermique au contact des pigments rétiniens. Le laser va brûler les régions malades de la rétine et empêcher leur extension.

L'angiographie rétinienne, par injection de fluorescéine au niveau d'une veine périphérique et prise de photos de la rétine, permet de suivre la conduite du traitement. En angiographie noir et blanc, les traces de laser apparaissent typiquement comme des « cratères lunaires ».

Parallèlement donc à la stricte normalisation glycémique et tensionnelle, la stratégie thérapeutique repose essentiellement sur le traitement ponctuel de lésions peu étendues, le laser focal ou, au contraire, le traitement large de zones ischémiques donc préprolifératives : c'est la pan-photocoagulation rétinienne (PPR). Cette dernière nécessite plusieurs milliers d'impacts répartis en plusieurs séances.

Le traitement par laser s'accompagne d'effets secondaires gênants, constants mais peu graves, comme l'éblouissement. Les douleurs sont inconstantes et plutôt rares. Dans le cadre de la PPR, le rétrécissement du champ visuel est obligatoire. L'ensemble de ces effets rend l'observance au traitement de mauvaise qualité. Il faut absolument convaincre le patient qu'il s'agit d'un traitement préventif et que la réduction réelle de la vision s'accompagne à terme d'une préservation de celle-ci. Ce message fondamental reste difficile à transmettre. L'abandon du suivi ophtalmologique ou d'un traitement en cours par laser est une erreur catastrophique à éviter à tout prix.

REMARQUE Quand le laser a échoué, ou quand un patient a été mal surveillé, l'atteinte du vitré peut nécessiter une chirurgie hautement spécialisée. La vitrectomie a pour but de lever l'obstacle mécanique au passage de la lumière et sert aussi à réséquer les membranes néoformées qui peuvent attirer la rétine vers l'avant et provoquer un décollement. Enfin, elle permet la prévention des récidives des hémorragies en réalisant une coagulation au pied des néovaisseaux. Cette chirurgie de haut vol ne peut être pratiquée que par des spécialistes très expérimentés. L'ensemble de la prise en charge de la rétinopathie diabétique permet de préserver de précieuses fractions de vision sur des rétines agoniques.

Cataracte

Avec l'allongement de la vie des diabétiques, elle est devenue presque constante. La cryo-extraction totale a laissé le plus souvent la place à l'implantation d'un cristallin artificiel, qui peut gêner cependant le traitement par laser.

Néphropathie diabétique

Physiopathologie

La destruction des glomérules, l'unité filtrante du rein, entraîne initialement une fuite d'albumine très modérée (microalbuminurie, en mg/24 heures) puis plus importante (macroprotéinurie, en g/24 heures). Il y a secondairement une élévation progressive de l'urée et de la créatinine, aboutissant à l'insuffisance rénale dite terminale, qui nécessite la dialyse ou la transplantation pour assurer la survie. Il y a en France environ 40 000 personnes en dialyse,

dont moins de 500 diabétiques de type I et près de 5 000 diabétiques de type II sur un ensemble de 2 millions environ de diabétiques français. Cette complication est heureusement loin d'être la règle mais c'est une des plus lourdes au plan moral, technique et financier.
L'initiateur de l'atteinte rénale est l'hyperglycémie, qu'il faut absolument combattre dès son début : danger des longues phases de latence du diabète de type II. L'atteinte rénale est autoentretenue et aggravée par l'hypertension artérielle, qui doit être normalisée de façon tout aussi impérative. Quant aux gènes facilitateurs ou protecteurs de la néphropathie, s'ils existent, il n'existe pour le moment aucun moyen d'intervention sur eux. Il n'y a pas de traitement spécifique de l'insuffisance rénale qui s'installe (pas de traitement contre l'urémie) mais une certitude de ralentissement voire de stabilisation avec un contrôle parfait glycémique et tensionnel.

Objectifs du traitement

Il faut impérativement obtenir des glycémies normales proches de 0,70 g/L à jeun et de 1,20 g/L en postprandial. Alors que l'Organisation mondiale de la santé (OMS) définit l'hypertension artérielle par des chiffres de l'ordre de 140/85 mmHg, pour freiner l'évolution d'une néphropathie diabétique, l'objectif idéal chez le diabétique néphropathe se situe vers des valeurs de 110/65 mmHg.

Conduite du traitement

Mesures d'ordre général

Le traitement non médicamenteux reste primordial pour le diabète : activité physique dans la mesure du possible et planification alimentaire. Pour l'hypertension artérielle, une restriction sodée modérée est recommandée : régime « sans salière », qui réduit les apports de 30 %, ou régime strict sans sel. La restriction protidique, d'application difficile, est contingente, de tels patients ayant le plus souvent déjà des apports modérés en protides. Au stade avancé de l'insuffisance rénale chronique, la modération en eau et la restriction en potassium (moins de fruits, de pommes de terre, de chocolat) peuvent devenir primordiales. Il ne faut pas qu'il se surajoute d'autres atteintes rénales (détection et traitement des infections urinaires). Il faut proscrire tous les médicaments néphrotoxiques, les antibiotiques injectables comme les aminosides, par exemple. Il faut se méfier également des examens radiologiques comportant de l'iode (risque de tubulopathie). Ces examens ne sont pas contre-indiqués mais leur indication doit être réfléchie et leur réalisation entourée de précautions (réhydratation et surveillance).

Traitement du diabète

En cas de diabète de type II, la présence d'une atteinte rénale contre-indique formellement l'emploi de biguanides en raison du risque d'acidose lactique. Les sulfamides hypoglycémiants à métabolisme tout ou partie rénal ou à demi-vie longue risquent de s'accumuler. Ceux à demi-vie courte ou à métabolisme entièrement hépatique présentent peu ou pas de danger d'hypoglycémie. Officiellement, l'emploi des sulfamides hypoglycémiants est interdit quand la clairance de la créatinine est inférieure à 30 mL/min. En pratique, cette situation imposant la recherche de meilleures glycémies possibles, l'insuline est le plus souvent tentée et utilisée dans ce cas. Elle n'a pas d'effet « miracle » sur la complication mais contribue à la stabiliser si l'objectif de normoglycémie est atteint. Le métabolisme de l'insuline étant en partie rénal, une atteinte à ce niveau a des conséquences thérapeutiques sur la demi-vie de l'insuline (augmentée) ou son pouvoir hypoglycémiant (renforcé). En pratique, la nécessité d'utiliser de l'insuline à plus courte durée d'action où à moindre posologie est rarement observée (de l'ordre de 10 % des cas). Dans cette situation, les diabètes de type I et de type II ont finalement, au stade prédialyse, le même traitement.

► Traitement de l'hypertension artérielle

Toutes les classes d'hypotenseurs sont de maniement difficile chez le diabétique, surtout en cas d'atteinte rénale. Par exemple, les diurétiques majorent (discrètement) la glycémie, comme les bêtabloquants, qui de plus peuvent contribuer à masquer les hypoglycémies chez les patients susceptibles d'en faire.

En pratique, aucune classe n'est formellement contre-indiquée en raison du diabète (les bêtabloquants restent contre-indiqués dans l'asthme par exemple, s'il est associé au diabète). Seuls les épargneurs potassiques vrais (spironolactone, amiloride), en raison d'un risque d'hyperkaliémie déjà présent en cas d'insuffisance rénale chronique, sont contre-indiqués. Les inhibiteurs de l'angiotensine I (IEC) ou les antagonistes des récepteurs de l'angiotensine II, qui présentent aussi un risque d'hyperkaliémie, nécessitent la prescription répétée d'un ionogramme sanguin. Au stade patent de l'atteinte rénale, une tri voire tétrathérapie est le plus souvent nécessaire et à dose maximale. Le patient doit prendre par exemple une association de diurétiques (seuls les diurétiques de l'anse comme le furosémide et l'acide éthacrynique sont actifs à ce stade), de bêtabloquants, d'inhibiteurs calciques et d'IEC.

L'utilité et l'efficacité des antagonistes des récepteurs de l'angiotensine II, d'apparition récente, sont probablement proches de celles des IEC, classe à laquelle ils sont apparentés. Ces deux classes ont un effet antiprotéinurique certain mais leur rôle spécifique de néphroprotection (meilleure stabilisation de l'atteinte rénale indépendante de l'effet hypotenseur) est beaucoup plus débattu. Ce ne sont pas les médicaments exclusifs à employer en cas d'atteinte rénale chez le diabétique.

Un des problèmes principaux du traitement de l'hypertension artérielle chez le diabétique urémique est, comme pour l'hypertension artérielle en général, un problème d'observance. Alors qu'il existe des médicaments parfois très coûteux et peu efficaces ou surconsommés inutilement, le problème est ici inverse et plus de la moitié des patients prennent leur traitement de façon aléatoire alors qu'un mauvais contrôle de l'hypertension artérielle peut entraîner des lésions irréversibles des glomérules et précipiter les patients vers l'insuffisance rénale terminale. Quelques minutes pour expliquer l'importance des effets primaires sans les minimiser, quels effets secondaires peuvent être tolérés et/ou jugulés suffisent pourtant pour augmenter l'observance de plusieurs dizaines de pour cent.

► En cas de dialyse

L'échec de la prise en charge glycémique et tensionnelle peut aboutir à la dialyse. Schématiquement, il existe deux méthodes. Dans l'hémodialyse, le sang par l'intermédiaire d'une fistule artérioveineuse est filtré par une membrane, le « rein artificiel », et est réinjecté au patient après avoir été débarrassé des toxiques. Dans la dialyse péritonéale, dont il existe de multiples modalités, c'est le péritoine qui sert de membrane filtrante et plusieurs dizaines de litres de solutions dialysantes sont administrés au sujet dans la cavité péritonéale et retirés à l'aide d'un cathéter permanent. Rappelons le coût extrême de ces méthodes, près de 1 500 euros la semaine pour l'hémodialyse, un peu moins mais avec probablement une moins bonne efficacité pour la dialyse péritonéale.

Les mesures précédentes concernant la glycémie et la tension artérielle restent tout aussi valables. Il s'ajoute des complexités supplémentaires : maniement de l'érythropoïétine pour lutter contre l'anémie, maintien de l'équilibre phosphocalcique (prescription de vitamine D active, de sels de calcium), maintien de l'équilibre acidobasique et kaliémique, notamment.

Quand celle-ci est possible et réalisée avec succès, la greffe rénale, qui véhicule ses propres contraintes (difficultés de maniement des médicaments immunosuppresseurs), est une solution très spectaculaire à beaucoup des problèmes thérapeutiques précédents.

EN PRATIQUE

L'atteinte rénale est loin d'être irréversible dans le diabète. Des mesures préventives, notamment la prise en charge des patients susceptibles de développer un diabète de type II, simple problème d'organisation et de responsabilité générale et individuelle, sont des mesures à même d'empêcher l'augmentation du nombre de sujets diabétiques de type II âgés en dialyse (cause la plus fréquente de mise en dialyse). Cette augmentation est une rançon du progrès, avec la grande augmentation de l'espérance de vie des diabétiques qui « ont le temps » de voir apparaître ce type de complication.

Le contrôle strict de la glycémie entre 0,70 et 1,20 g/L et de la tension artérielle entre 110 et 65 mm Hg, peut ralentir presque indéfiniment, à tous les stades, voire stabiliser l'atteinte rénale. Ce contrôle strict doit être obtenu à tout prix. L'observance médicamenteuse permet de se rapprocher voire d'obtenir ces objectifs. Le rôle du pharmacien est ici primordial.

Neuropathie diabétique

Il existe d'une part des atteintes mono et multinévritiques, témoignant d'un trouble focal, et d'autre part des polyneuropathies périphériques symétriques et une dysautonomie. Dans le premier cas, il s'agit probablement d'une atteinte ischémique vasculaire. Dans le deuxième cas, il s'agit d'un trouble métabolique dont la connaissance précise reste à venir. Très longtemps le cycle des polyols a été incriminé : sous l'effet d'une enzyme, l'aldose réductase, le glucose se transformerait en sorbitol puis en fructose. Cela entraînerait un appel osmotique faisant éclater la gaine des nerfs. On pense maintenant plutôt que la neuropathie est une maladie de l'axone, le fil électrique conduisant l'influx nerveux, et non l'enveloppe périphérique. Une connaissance précise de cette affection permettrait de mettre au point des thérapeutiques efficaces.

Les principales mononévrites atteignent divers nerfs crâniens, en particulier les nerfs moteurs oculaires de l'œil et le nerf facial. Les atteintes périphériques les plus fréquentes touchent le nerf crural : c'est la cruralgie. Tous les nerfs du corps humain ont été décrits comme pouvant être frappés de neuropathie. Certains cas restent cependant souvent anecdotiques (nerfs intercostaux).

La polyneuropathie symétrique est beaucoup plus fréquente. Dans le syndrome dit des petites fibres, il existe une perte de la sensibilité thermique et parfois douloureuse. Cette neuropathie se manifeste donc essentiellement par une hypoesthésie, au demeurant fort désagréable. Quand l'atteinte prédomine sur les grosses fibres, c'est essentiellement la sensibilité profonde qui est touchée. La fréquence de la neuropathie est très discutée, de quelques pourcents à presque 100 % en fonction du test utilisé. Les plus handicapantes sont les neuropathies douloureuses, heureusement fort rares. Simples fourmillements ou brûlures au départ, par leur intensité croissante et leur extension, elles deviennent littéralement insupportables.

L'atteinte neuropathique conjointement à l'atteinte ischémique et parfois à la surinfection se conjuguent au niveau des pieds pour le menacer particulièrement. Le mal perforant plantaire est une ulcération creusante du dessous du pied dont la cause principale est l'atteinte neuropathique (voir paragraphe spécifique).

L'atteinte du système nerveux autonome est la *dysautomie* diabétique. Quand elle touche le système cardiorespiratoire, il existe une hypotension orthostatique, une tachycardie de repos. En cas de cystopathie, la perte de la sensibilité mictionnelle s'accompagne aussi bien de perte d'urines que de rétention urinaire. À terme, les neurovessies peuvent contenir plusieurs litres d'urine qui stagne et s'infecte. L'inconfort du patient est maximal. L'atteinte sexuelle chez l'homme est également une complication redoutée bien que finalement rare. L'impuissance chez le diabétique est le plus souvent psychologique par majoration de l'angoisse de performance. Néanmoins, le diabète fait partie des causes certaines d'impuissances organiques. Tous les nerfs du système neurovégétatif peuvent être touchés, le dernier territoire atteint avec une fréquence significative est le territoire digestif. L'atteinte de l'estomac est la gastroparésie, avec stagnation parfois de plusieurs heures des aliments. Cela rend l'alimentation extrêmement aléatoire, y compris par vomissements interposés et l'équilibre du diabète quasi impossible. La neuropathie colique s'accompagne de troubles du transit, dominés par des diarrhées. Les pertes de selles nocturnes sont très évocatrices.

Objectifs du traitement

La neuropathie, quel qu'en soit son type, n'a guère de traitement. L'objectif thérapeutique est donc la prévention. En effet, un équilibre glycémique strict peut prévenir l'apparition de la neuropathie. Quand celle-ci est patente, ce même contrôle permet de limiter la rapidité d'aggravation de l'atteinte et pour les plus optimistes permet de l'arrêter.

Conduite du traitement

Le traitement spécifique de certaines complications est plus efficace.

- *Pour les douleurs,* les antalgiques classiques ne sont d'aucune utilité. Il en est de même des suppléments vitaminiques. Classiquement et empiriquement, l'association d'un antidépresseur tricyclique à un neuroleptique peut entraîner une amélioration acceptable. Le traitement doit être prolongé plusieurs semaines à fortes doses et souvent par voie parentérale.
- *Pour les lésions des pieds*, tous les services de diabétologie délivrent des conseils multiples pour leur prévention. Il s'agit d'inspecter ses pieds tous les jours, de noter toute lésion suspecte, de ne jamais marcher pieds nus, de se laver les pieds à l'eau tiède, d'appliquer des crèmes sur les zones sèches, de limer les ongles de façon arrondie et ne pas les couper de façon carrée, de ne traiter aucune plaie soi-même, d'être attentif au choix des chaussures, de se méfier des brûlures. Ces « simples » précautions ont permis d'effondrer la fréquence des atteintes graves des pieds, en particulier des amputations. Elles figurent dans le paragraphe spécifique ci-après.
- *L'hypotension orthostatique* peut se soigner efficacement par la 9-alpha-fluorohydorcortisone.
- Les injections locales intracaverneuses puis plus récemment les inhibiteurs de la phosphodiestérase de type 5 ont permis une amélioration spectaculaire de *l'impuissance*. Le sildénafil *(Viagra)*, le tadalafil *(Cialis)* et le vardénafil *(Levitra)* entraînent jusqu'à 2/3 de succès dans des impuissances diabétiques étiquetées encore récemment comme définitives.
- Il n'existe pas de traitement très efficace de la *gastroparésie diabétique*. En cas de vomissements, c'est l'halopéridol *(Haldol)* qui est la molécule la plus efficace. Tous les antiémétiques sont inefficaces voire dangereux ainsi que les médicaments favorisant la vidange gastrique. Ils sont même maintenant contre-indiqués où d'emploi exceptionnel *(Cisapride)*. Dans la *colopathie*, il existe très souvent une pullulation microbienne qui autoentretient la diarrhée. Son traitement par un antibiotique adapté (quinolone de nouvelle génération) permet d'enrayer parfois durablement le trouble.

Circonstances particulières

Pied diabétique

Physiopathologie

L'amputation est une hantise chez tous les diabétiques. Historiquement, cela était justifié. En effet trois mécanismes s'associent au niveau des pieds pour les fragiliser : il peut exister une composante artérielle en cas d'artériopathie des membres inférieurs ; il peut s'installer une composante neurologique en cas de neuropathie des membres inférieurs; il peut survenir une surinfection. Très souvent, les trois facteurs sont intriqués. Il peut encore s'associer une ostéoartropathie, des troubles trophiques, une dermatose. La gangrène, qui représente le risque majeur, est fort heureusement devenue rare. C'est également le cas de l'infection compliquée d'ostéite et de destruction osseuse. La fracture « spontanée » est également rare.

Objectifs du traitement

Le mieux est un traitement préventif pour éviter toute installation des troubles. S'il n'y a ni artérite ni neuropathie, il n'y aura pas d'atteinte préoccupante sauf malchance infectieuse indépendante. Rappelons que le pied diabétique représente en France pratiquement 20 % de la charge financière annuelle et est responsable de près de la moitié des journées d'hospitalisation. L'incidence de l'ulcération des pieds est de quelques pourcents, la prévalence de 15 %, si bien qu'environ 50 000 plaies chroniques par an sont diagnostiquées. Un pourcentage de plus en plus faible actuellement, de l'ordre de 10 %, entraînera une amputation dont le nombre est d'environ 10 000 par an.

Conduite du traitement

Traitement non médicamenteux

L'arrêt du tabac, toujours souhaitable, est impératif dès qu'un pied diabétique est connu. Par ailleurs, la stratégie étant essentiellement préventive, il existe une liste de conseils pour les soins des pieds. En général, les patients ne les connaissent pas. Quand on leur apprend, ils les retiennent facilement. Cependant, dans la plupart des cas, ils ne les appliquent pas. La liste des principaux conseils est la suivante :

- lavage quotidien des pieds avec un savon doux;
- essuyage soigneux y compris entre les plis interdigitaux;
- pas de bain prolongé et contrôle de la température;
- pas de contact avec une source de chaleur intense de type bouillotte;
- examen quotidien des pieds par le patient ou par un tiers s'il existe des troubles visuels, avec recherche systématique de la moindre plaie;
- pas de marche nu-pieds;
- lutte contre la peau sèche;
- coupe des ongles droite sans instrument agressif, si besoin par un pédicure. Ce sont les petits débords unguéaux qui peuvent faire le lit de plaies catastrophiques;
- choix de chaussettes de qualité;
- port de chaussures confortables, régulièrement inspectées, essayées lors de l'achat le soir (gonflement des pieds);
- en cas d'hyperkératose, la prescription d'orthèse peut être nécessaire;
- toute atteinte même minime doit être signalée si elle persiste plus de 24 heures. Il vaut mieux déranger le médecin inutilement que trop tard;
- l'examen annuel complet du pied est nécessaire : ne pas oublier de se déchausser... ;
- les pouls seront palpés, la peau inspectée, la neuropathie sera recherchée avec la méthode standardisée du monofilament Nylon;
- les examens neurophysiologiques ne sont pas indiqués. S'il existe

un pouls aboli, un souffle, des troubles trophiques patents ou une atteinte d'autres territoires (coronaires, vaisseaux du cou), un écho-Doppler est le bienvenu.

Stratégie thérapeutique

L'atteinte artériopathique peut nécessiter un traitement vasodilatateur peu efficace, un traitement antiagrégant de plus en plus souvent prescrit, un traitement chirurgical par angioplastie ou pontage. Il n'y a probablement pas de traitement actuellement efficace pour la neuropathie, y compris malheureusement pour soulager les douleurs. En ce qui concerne l'infection, les recommandations étaient la prescription d'un antibiotique adapté au prélèvement, maintenu tant que durait la plaie. On recommandait la prescription de l'antibiotique même après guérison de l'infection tant que la plaie elle-même n'était pas guérie. On s'oriente plutôt maintenant vers une surveillance « armée », avec reprise d'antibiotiques uniquement en cas de réinfection, pour éviter l'apparition de germes multirésistants. En théorie, les soins de pédicurie sont remboursés chez les diabétiques.

REMARQUE Le mal perforant plantaire peut apparaître brutalement ou en quelques jours, souvent après un facteur déclenchant traumatique. Initialement simple ulcération en règle sur une zone hypertrophique, hyperkératosique et peu sensible, la lésion se creuse pour aboutir à un ulcère rond de plusieurs centimètres de diamètre, au fond atone. L'indolence du mal perforant plantaire, dont la pathogénie est essentiellement neuropathique est très caractéristique. Les sièges électifs d'apparition sont les points d'appui physiologiques ou non. La surinfection est extrêmement fréquente. La gravité est augmentée en cas de composante artériopathique surajoutée. En dehors du traitement de fond du diabète et des règles préventives signalées, le repos absolu est en théorie nécessaire. Des matériaux orthopédiques adaptés permettent de déambuler sans que la zone atteinte serve de point d'appui. Des soins locaux quotidiens sont nécessaires avec décapage des zones hyperkératosiques. Les compresses grasses sont utiles ainsi que les désinfectants et cicatrisants usuels. La surinfection impose l'antibiothérapie. La chirurgie peut-être nécessaire en cas d'ostéite ou de gangrène surajoutée. Les facteurs de croissance locaux, très coûteux, n'ont pas démontré leur efficacité.

Diabète du sujet âgé

Physiopathologie

Le début de la vieillesse est évidemment arbitraire. Longtemps fixé à 65 ans, il est maintenant plutôt fixé à 70 ans. Après cet âge, environ 30 % de la population française répond à la définition du diabète, avec une glycémie supérieure à 1,26 g/L. Il pourrait s'agir d'une insulinorésistance croissante liée à l'accroissement de la masse adipeuse et la réduction de la masse musculaire, à la diminution de l'exercice physique, aux polymédicamentations et la fragilité du tissu endocrinien d'une manière générale.

Objectifs du traitement

Il faut faire disparaître les symptômes, améliorer et maintenir le bien-être, prévenir la dénutrition, prévenir l'hyperosmolarité (et l'acidocétose), limiter les interactions médicamenteuses, ne pas augmenter le risque cardiovasculaire, ne pas créer d'hypoglycémie.

Chez le sujet âgé, les soins des pieds sont primordiaux. Soigner d'éventuelles complications oculaires ou rénales reste parfois nécessaire. Il n'existe pas de traitement très spécifique à ce niveau chez le sujet âgé.

On voit que la normalisation glycémique ne fait pas partie des objectifs prioritaires dans le diabète du sujet âgé.

Conduite du traitement

Mesures d'ordre général

Ce sont donc les principales mesures : elles figurent dans les objectifs. Très souvent, les mesures dites hygiéno-diététiques pourraient suffire. L'âge avancé rend plus difficile l'activité physique significative. La gourmandise classique des personnes âgées peut gêner l'observance diététique.

Choix des médicaments

Il existe deux situations différentes. Dans la première, le diabète est ancien et la personne a une longévité normale et devient donc âgée après avoir été jeune. Dans ce cadre, les traitements médicamenteux antérieurs restent pertinents, avec quelques spécificités. Les biguanides ont été longtemps contre-indiqués après 70 ans. On a maintenant tendance à les contre-indiquer uniquement si la clairance de la créatinine est de l'ordre de à 60 à 70 mL/min. Quand on s'approche ou que l'on dépasse les 80 ans, une majorité de sujets français a une clairance inférieure à ce chiffre. Les sulfamides hypoglycémiants à longue durée d'action ne sont recommandés mais ces derniers ont quasiment disparu soit des médicaments disponibles, soit des habitudes des prescripteurs. Le glipizide sous forme retard *(Ozidia)* est contre-indiqué après 65 ans. Il n'y a aucune étude sur la place des glinides ou des glitazones chez les sujets âgés. Les inhibiteurs des alpha-glucosidases sont probablement sans danger, avec les limites de leur efficacité modérée. L'insuline devient souvent le médicament de loin le plus physiologique et le moins dangereux. En l'absence de complication microangiopathique, le traitement peut être extrêmement simplifié sous forme d'une à deux injections quotidiennes à dose fixe avec quelques règles diététiques très simples. S'il existe des complications sévères évolutives, en particulier rénales ou rétiniennes, la rigueur thérapeutique peut rester très importante.

Dans la deuxième situation, il s'agit de diabète apparu avec le grand âge. Dans ces conditions, l'espérance de vie reste évidemment limitée et le risque de voir se développer des complications chroniques est très faible. La majorité des diabétologues pensent qu'une hyperglycémie modérée, par exemple inférieure en moyenne à 1,5 g/L, bien qu'elle soit formellement maintenant étiquetée diabète, ne doit bénéficier que d'une surveillance et peut-être même pas de règles d'hygiène de vie particulières. Cependant, cette population étant appelée à devenir de plus en plus nombreuse, il y a une pression forte des firmes pharmaceutiques pour traiter médicalement toute hyperglycémie même modérée.

Grossesse chez la diabétique de type I

Physiopathologie

Dans les années 1960, le diabète de type I contre-indiquait formellement la grossesse en raison des résultats fœtaux décevants (près de 50 % de mortalité) ainsi que d'une mortalité maternelle importante, de 20 à 30 %. Actuellement, toute diabétique de type I peut avoir des enfants normaux, à terme, par voie naturelle. L'indice de fécondité, supérieur à 2, des diabétiques de type I est même discrètement supérieur à la moyenne nationale. Rappelons que le risque héréditaire est faible dans le diabète de type I, autour de 5 %, alors qu'il est de 50 % dans le diabète de type II. La prise en charge consiste à éviter tout risque d'aggravation du diabète ou de ses complications chez la maman et à mettre au monde un enfant en bonne santé. Le nombre exact de grossesses annuelles chez les diabétiques de type I n'est pas connu, il est probablement d'un petit nombre de milliers. Celui beaucoup plus important dans le type II n'est pas du tout connu.

Objectifs du traitement

La préconception, parfois appelée du terme peu élégant de « programmation », est une nécessité absolue chez les diabétiques et surtout mise en place dans le type I. C'est elle qui va garantir le bien-être maternel et fœtal. Elle a comme corollaire une contraception efficace, toujours possible chez la diabétique même si ses modalités en sont plus délicates pour éviter toute grossesse « surprise ». La préconception comprend deux volets : premièrement, obtenir une glycémie normale quasi absolue de l'ordre de 0,80 g/L à jeun, 1,20 g/L après le repas et une hémoglobine glyquée autour de 5 %. Cela peut prendre plusieurs mois à être obtenu. On dit souvent que la grossesse de la diabétique dure 12 mois. En effet, une augmentation même mineure de la glycémie au moment de la conception est fortement corrélée à des malformations fœtales, notamment cardiovasculaires ou neurologiques. La majorité des diabétologues pensent qu'il faut informer les patientes de ce risque. C'est même devenu une obligation légale. Inversement, une grossesse débutée avec des valeurs glycémiques anormales est pour la majorité des médecins et des patients une non-indication à l'avortement. Les chances qu'il n'y ait pas de malformation restent très supérieures à 90 %. Les échographies de contrôle peuvent être renforcées, notamment au 2e trimestre et une décision d'avortement thérapeutique peut alors être prise, si besoin. S'il y a une demande forte d'avortement de la part de la patiente, il ne faut pas s'y opposer. Il n'y a pas (encore) eu en France de procès retentissant dans ce cadre. Le deuxième aspect de la préconception est le dépistage et le traitement éventuel de toutes les complications maternelles. En effet, la rétinopathie diabétique peut s'aggraver pendant la grossesse. C'est dire s'il est nécessaire de réaliser par exemple le traitement par laser avant. L'hypertension artérielle doit également être bien contrôlée en se rappelant que de nombreuses classes médicamenteuses sont contre-indiquées pendant la grossesse comme les diurétiques, les inhibiteurs de l'enzyme de conversion, les inhibiteurs des récepteurs de l'angiotensine II, notamment. Les antihypertenseurs de type antihypertenseurs centraux ou les bêtabloquants sont les classes électivement employées chez la diabétique enceinte.

Conduite du traitement

Traitement non médicamenteux

Les règles diététiques restent fondamentales. Pendant la grossesse, on ne peut pas descendre au-dessous de 1 700 calories quotidiennes. S'il existait une obésité préexistante, il est trop tard pour la prendre en charge.

Stratégie thérapeutique

Les traitements les plus intensifs sont nécessaires pour obtenir cette normoglycémie absolue. La majorité des patientes atteintes de type I auront 5 injections par jour et une autosurveillance glycémique répétée jusqu'à 7 fois quotidiennement. L'hémoglobine glyquée sera dosée tous les 2 mois. Pour des raisons essentiellement théoriques, les analogues de l'insuline ne sont pas autorisés pendant la grossesse. En théorie, comme l'insuline ne passe pas la barrière placentaire, il ne devrait donc y avoir aucun risque fœtal. On a décrit sans certitude un risque d'aggravation de rétinopathie chez la mère en raison du pouvoir de prolifération parfois augmenté des analogues actuels. Les pompes à insuline ont parfois été suggérées pour les grossesses. Elles permettent certes d'avoir des glycémies absolument normales (mais pas plus qu'un traitement à multi-injections bien conduit) et une panne serait éventuellement catastrophique. En effet, la survenue d'une acidocétose est une cause presque obligatoire de décès fœtal. Une patiente bénéficiant d'une pompe avec satisfaction avant une grossesse la gardera. Poser une pompe dans l'objectif d'une grossesse n'est pas justifié. Poser une pompe en cours de grossesse est presque contre-indiqué car il en résultera fatalement un déséquilibre plus ou moins long lors du changement thérapeutique.

Surveillance de la grossesse

Elle doit être particulièrement intense. Le dosage de la créatinine est mensuel, le contrôle ophtalmologique trimestriel. La patiente doit voir son gynécologue comme son diabétologue tous les 15 jours. Trois échographies sont pratiquées, une à chaque trimestre, la première étant centrée sur la date de détermination du terme, la deuxième sur la recherche de malformations et la troisième sur la détermination du poids fœtal. L'apparition d'éventuelles complications nécessite leur prise en charge. L'angiographie et le laser ne sont pas contre-indiqués. En fin de grossesse, le bien-être fœtal sera vérifié par le comptage des mouvements actifs 2 à 3 fois par jour. Dès la 32e semaine, pour un terme normal à 40 semaines, un monitoring fœtal sera pratiqué à une fréquence hebdomadaire. Elle augmentera progressivement jusqu'à 2 et 3 par semaine le dernier mois. Le monitoring à domicile, extrêmement pratique mais coûteux, pourrait probablement se répandre quand même dans notre pays. L'écho-Doppler des vaisseaux fœtaux et des artères utérines, plus récent, fait également partie des éléments de surveillance fœtale. Ils sont particulièrement indiqués en cas d'hypertension artérielle ou de retard de croissance intra-utérin. Dans la majorité des cas, les grossesses vont jusqu'à leur terme, il n'y a pas de macrosomie (poids > 4 kg) si bien que le bébé peut naître par voie basse sans césarienne. L'allaitement est encouragé. Les doses d'insuline augmentent volontiers beaucoup pendant la grossesse en raison de l'insulinorésistance induite par les hormones placentaires. Les besoins diminuent dans le même rapport dès l'accouchement. En cas de menace d'accouchement prématuré, l'emploi de bêtamimétiques est contre-indiqué en raison du risque accru de lipolyse et de cétose. Même si les hypoglycémies ne sont pas plus souhaitables ici qu'ailleurs, on n'a pas identifié de risque fœtal significatif même en cas de coma hypoglycémique. Dans ces circonstances, il est urgent de rassurer la mère, par exemple par un enregistrement des bruits du cœur de nature à la réconforter instantanément.

La recherche indirecte de surfactant dans le liquide amniotique (le surfactant permet le déplissement des alvéoles pulmonaires à la naissance) a été abandonnée dans la mesure où la majorité de ces grossesses arrivant maintenant à terme, la maladie des membranes hyalines, détresse respiratoire redoutable chez le prématuré, a pratiquement disparu.

Diabète gestationnel

Physiopathologie

Au sens strict, le diabète gestationnel est l'apparition de troubles glycémiques qui n'existaient pas avant la grossesse et disparition après l'accouchement. Il existe une augmentation physiologique des glycémies pendant la grossesse malgré une augmentation importante (doublement) de l'insulinosécrétion. Les « normales » glycémiques sont fluctuantes selon les diverses écoles. De façon pragmatique, on retient comme glycémie anormale le chiffre officiel de 1,26 g/L. En fait, une glycémie à 1,10 g/L est très certainement anormale chez une femme enceinte et expose à un sur-risque de malformation. Certains médecins font donc des recherches répétées de glycémies tout au cours de la grossesse, ce qui est coûteux et peu spécifique. À l'opposé, d'autres ne font rien. En pratique, il est sûrement nécessaire de doser la glycémie (qui n'est pas un examen obligatoire pendant la grossesse) chez la femme avec surpoids, chez la femme de plus 40 ans, chez la femme ayant mis au monde des bébés de plus 4 kg dont la cause quasi unique est un diabète latent méconnu de la mère, chez la femme ayant des antécédents familiaux de diabète de type II ou des anomalies transitoires de la glycémie sous médication hyperglycémiante comme la corticothérapie. On peut également ajouter les malformations ou les morts fœtales inexpliquées.

La majorité des auteurs pensent qu'il y a en fait trois circonstances de survenue de diabète gestationnel. La première est le vrai diabète gestationnel, dont la base est probablement un trouble latent de l'insulinosécrétion. La survenue d'une telle anomalie désigne comme future diabétique de type II la patiente qui devrait bénéficier pour son propre avenir d'une prise en charge précoce, en particulier au plan hygiéno-diététique. Si les patientes sont très observantes pendant leur grossesse, elles ont tendance à tout oublier après l'accouchement et, en l'absence de mesures directives, reviennent rarement consulter.

La majorité des diabètes gestationnels sont en fait des diabètes de type II « redécouverts » au cours d'une grossesse. Il existe souvent un antécédent de macrosomie, des antécédents familiaux, des glycémies déjà anormales qui ont été oubliées. Cela est particulièrement préoccupant car il y a un risque de malformation si la conception a eu lieu en état d'hyperglycémie, alors que ce risque n'existe pas s'il s'agit d'un diabète gestationnel vrai. Il existe probablement en France plusieurs dizaines de milliers de cas de ce genre sur les 700 000 à 800 000 grossesses annuelles.

Il existe une troisième circonstance, qui est la concomitance de l'explosion d'un diabète de type I au cours d'une grossesse. En effet, il y a un taux de recouvrement important au niveau de l'âge où ces deux événements peuvent survenir.

Conduite du traitement

Le traitement non médicamenteux est là aussi primordial. Dans quelques cas, la planification alimentaire va normaliser complètement les glycémies. Une fois l'anomalie détectée, on la surveillera au moins mensuellement et tous les 15 jours au dernier trimestre. L'insuline est parfois débutée même quelques jours avant l'accouchement.

Les biguanides, les sulfamides et tous les antidiabétiques oraux sont contre-indiqués pendant la grossesse. Ils sont peut-être malformatifs. Ils sont surtout totalement inefficaces car aucun d'entre eux n'est capable de doubler l'insulino-sécrétion, un bon nombre d'entre eux n'ayant même aucune action sur l'insulinosécrétion. Si les anomalies persistent après régime, l'insuline est donc indispensable, avec les mêmes modalités que dans le type I. Il importe ici de perdre le moins de temps possible et de savoir prendre des décisions, par exemple après des successions de dosages glycémiques plusieurs fois par jour pendant quelques jours, en laboratoire.

Notes

Partie II

Examens complémentaires

EXAMENS COMPLEMENTAIRES
EN ENDOCRINOLOGIE

EXAMENS COMPLEMENTAIRES EN DIABETOLOGIE

Scintigraphie thyroïdienne

Principe

L'exploration par scintigraphie de la thyroïde donne des renseignements fonctionnels et morphologiques sur la glande thyroïde. L'isotope radioactif le plus souvent utilisé est le technétium 99, qui pénètre dans la cellule thyroïdienne sous forme de pertechnétate 99, de la même façon que l'iode inorganique. Il existe une très bonne similitude des données obtenues par une scintigraphie au technétium et une scintigraphie à l'iode 123.

Résultats

Lors d'une scintigraphie normale, on observe une distribution homogène du traceur. Les lobes thyroïdiens apparaissent avec une forme classique en ailes de papillons. Les formations nodulaires apparaissent hypo, hyper ou normofixantes. Les zones hypofixantes, dites froides, se révèlent être des cancers thyroïdiens dans 5 à 10 % des cas. Les nodules hyperfixants sont hyperactifs et témoignent donc d'un problème fonctionnel qui sera exploré à l'aide des dosages hormonaux. Il s'agit souvent d'une hyperthyroïdie nodulaire unique ou multiple. L'aspect est celui d'un nodule hyperfixant avec extinction du parenchyme thyroïdien sain. Parfois le nodule n'est pas extinctif et le reste de la thyroïde fixe le traceur. Dans la maladie de Basedow, on observe une hyperfixation homogène de la totalité du parenchyme thyroïdien. En cas de surcharge iodée, aucune fixation ne sera visualisée, on parle alors de scintigraphie blanche. Cet aspect se retrouve également dans certaines thyroïdites comme celle de De Quervain ou dans la thyroïdite du *post-partum*.

Échographie thyroïdienne

Principe

Cette exploration est fondée sur la réflexion des ultrasons par l'organe exploré.

Résultats

L'échographie donne une mesure du volume des deux lobes thyroïdiens. Elle précise le caractère nodulaire ou homogène du corps thyroïdien. Elle visualise des nodules qui n'ont pas été détectés à l'examen clinique du fait de leur taille ou de leur situation postérieure. L'échographiste va donner les mesures des nodules de plus de 1 cm, préciser le caractère liquidien ou solide et l'échogénicité de ces tumeurs. Les nodules hypoéchogènes sont plus à risque de malignité. Cet examen totalement non invasif peut être répété pour suivre l'évolution d'anomalies du corps thyroïde et notamment l'augmentation de taille de nodules thyroïdiens. Par l'échographie, on obtiendra également des informations sur la présence éventuelle d'adénopathies cervicales. Leur présence associée à l'existence d'un nodule thyroïdien va faire suspecter la possibilité d'un cancer thyroïdien et proposer une sanction chirurgicale rapide.

Cytoponction

Principe

L'examinateur va ponctionner à plusieurs reprises un nodule palpable. L'aspiration par capillarité est peu traumatique. Les risques sont essentiellement la possibilité d'hématome au point de ponction. Les prélèvements sont étalés sur lame et adressés au cytologiste pour interprétation.

Résultats

La réponse doit préciser le caractère suspect, bénin ou malin du nodule prélevé. Les patients porteurs de nodules considérés comme suspects ou malins seront traités de façon chirurgicale. Le problème essentiel est celui des prélèvements ininterprétables qui représentent selon les examinateurs 10 à 30 % des ponctions. En cas de prélèvement insuffisant, l'examen devra être renouvelé. Le pourcentage de faux cas bénins négatifs (cancer avec un résultat de cytoponction considéré comme bénin) varie selon les équipes de 2 à 20 %, ce qui montre les limites de cette technique.

Tests dynamiques hormonaux

Test avec Dectancyl minute

Il s'agit d'un test de freination de la fonction glucocorticoïde, utilisé en ambulatoire pour dépister un syndrome de Cushing.

Principe

- Faire une cortisolémie à 8 heures.
- Donner 2 comprimés de *Dectancyl* 0,5 mg à 24 heures; effectuer une cortisolémie le lendemain à 8 heures.

Résultats

La réponse est normale quand la cortisolémie est inférieure à 5 µg/100 mL.

Test avec Dectancyl renforcé ou fort

Il nécessite une hospitalisation. C'est un test de freination de la fonction glucocorticoïde de seconde intention, indiqué pour confirmer un hypercorticisme organique (diagnostic différentiel : alcoolisme, obésité, grossesse, dépression, traitement œstroprogestatif) ou débuter le bilan étiologique de cet hypercorticisme.

Principe

- J1 : recueil du cortisol libre urinaire + 17-OH-stéroïdes.
- J2 : prélèvements sanguins d'ACTH et cortisol; donner *Dectancyl* à la posologie de 8 mg/j (4 comprimés à 8 h, 14 h, 20 h, 2 h).
- J3 : donner *Dectancyl* à la posologie de 8 mg/j comme à J2 et poser un bocal pour recueil urinaire comme à J1.
- J4 : relever le bocal; faire les mêmes prélèvements sanguins qu'à J2.

Résultats

La réponse est normale quand la cortisolémie est inférieure à 2 µg/100 mL et la cortisolurie inférieure à 10 µg/24 h, les 17-OH-stéroïdes diminués de plus de 50 %.

Test d'hypoglycémie insulinique

C'est un test de stimulation qui explore la fonction somatotrope ou corticotrope. Le test est contre-indiqué si : âge supérieur à 60 ans, épilepsie connue, patient coronarien.

Principe

- Calculer l'IMC du patient : poids (kg)/taille (m^2).

◗ Sujet à jeun : injection de 0,1 UI/kg d'insuline ordinaire si IMC inférieur ou égal à 27, 0,2 UI/kg si IMC supérieur à 27 ; prélèvements à T – 15 min, à T0 puis toutes les 30 min pour dosage de glycémie, GH, cortisol, en fonction de l'indication. Surveillance à tous les temps des glycémies capillaires, TA, conscience.

◗ Pour être interprétable, la glycémie doit descendre en dessous de 0,40 g/L. Si ce chiffre n'est pas atteint, il faut refaire la même dose d'insuline IV à T60.

◗ En cas d'hypoglycémie sévère mal tolérée : resucrage *per os* ou 50 mL de glucose à 30 % en IV.

Résultats

◗ Réponse normale pour l'axe somatotrope : élévation de GH > 5 ng/mL ou pic de GH > 10 ng/mL.

◗ Réponse normale pour l'axe corticotrope : élévation du cortisol d'au moins 10 µg/dL ou cortisol plasmatique > 20 µg/dL.

Test à la métyrapone (*Métopirone*)

Ce test de stimulation nécessite une hospitalisation de 48 heures. Il est indiqué pour explorer la fonction corticotrope, en particulier quand une insuffisance anté-hypophysaire est suspectée. Il est contre-indiqué en cas d'insuffisance coronaire sévère ou de présence d'un macroadénome hypophysaire.

Principe

◗ Le patient à jeun, prélever ACTH, cortisol et composé S.

◗ Donner 750 mg, soit 3 capsules à 250 mg de *Métopirone* toutes les 4 heures : à 8 h, 12 h, 16 h, 20 h, 24 h, 4 h, soit une dose totale de 3 g pour les 24 heures.

◗ Le lendemain à 8 h, prélever ACTH et cortisol.

◗ La surveillance du pouls et de la TA s'impose avant chaque administration de capsules. Il faut stopper le test en cas de malaise ou de TA < 9 et faire les prélèvements hormonaux prévus à H24 ; le malade doit être traité comme en cas d'insuffisance surrénalienne.

Résultats

La *Métopirone* bloque l'enzyme 11-bêta-hydroxylase, qui transforme le composé S en cortisol (dernière étape de la biosynthèse). La réponse normale attendue est une augmentation du composé S au-dessus de 100 µg/L.

Test au synacthène immédiat

Ce test de stimulation de la fonction surrénalienne peut être réalisé en ambulatoire ou en hospitalisation de jour. Il évalue la sécrétion de cortisol mais également d'autres hormones surrénaliennes (voir « Hirsutisme »).

Principe

◗ Patient à jeun et au repos.

◗ À 8 h, prélever cortisol et ACTH, puis injecter en IM 0,25 mg de synacthène immédiat (tétracosactide).

◗ À 9 h, prélever le cortisol. Si le patient est sous antivitamines K, le test peut être fait en IV avec un prélèvement 30 minutes après.

Résultats

La réponse normale attendue est une élévation du cortisol au-delà de 25 µg/100 mL.

Test de restriction hydrique

Cette épreuve nécessite une hospitalisation de 24 heures. Le test stimule la sécrétion d'ADH en entraînant une hyperosmolalité sanguine ; il est indiqué pour le diagnostic de diabète insipide et dure 8 heures.

Principe

- Arrêt des boissons à 0 h.
- Le matin de l'épreuve, recueil des urines de l'heure précédente pour mesure du volume et de l'osmolarité. Prélèvements plasmatiques pour ionogramme, protidémie et osmolalité.
- Il est nécessaire de mesurer le poids, le pouls, la TA initialement puis toutes les heures ainsi que le volume et l'osmolarité urinaire. La surveillance doit être soigneuse car le patient ne doit pas boire.
- L'épreuve s'arrête si le malade perd plus de 5 % de son poids initial ou si surviennent une chute de TA et/ou une tachycardie.
- À la fin de l'épreuve, mesures urinaires habituelles et dosages plasmatiques comme au début.
- On peut augmenter la sensibilité du test en injectant 4 µg de dDAVP *(Minirin)* en IM à 15 h, avec recueil à 16 h des urines pour mesure du volume et de l'osmolarité.
- Le dosage d'ADH est possible au début et en fin de test mais nécessite des conditions de prélèvement rigoureuses et difficiles ; le laboratoire doit être compétent pour ce dosage. En pratique, il est de plus en plus abandonné.

Résultats

La réponse normale est une concentration des urines au cours du temps, avec diminution du volume et augmentation de l'osmolarité. Il ne doit y avoir aucune modification des paramètres plasmatiques, du poids, de la TA ni du pouls.

Glycosurie

La recherche de sucre dans les urines, ou glycosurie, qui se faisait initialement par des réactifs compliqués et longs à base de liqueur de Fehling, et plus récemment par des comprimés réactifs et encore plus récemment par des bandelettes, a pratiquement disparu de la surveillance du diabétique. La recherche de corps cétoniques reste nécessaire en cas d'hyperglycémie majeure pour dépister tout début d'acidocétose *(Kétodiabur, Kétodiastix).*

Glycémie plasmatique par glucose oxydase

Cet examen est d'une grande fréquence en France. Curieusement, sa réalisation est difficile. Beaucoup de laboratoires d'analyses ne sont pas ouverts à l'heure habituelle où le diabétique prend son petit déjeuner. Faire des glycémies à jeun loin des repas ou nocturnes est encore plus difficile voire impossible. La glycémie post-prandiale, par exemple 1 h 30 à 2 h après le petit déjeuner, est également difficile à réaliser car elle correspond pour la majorité des gens à des heures de travail.

Autosurveillance glycémique

Elle a bouleversé la prise en charge du diabète. Les premiers lecteurs de glycémies étaient lourds, de fiabilité aléatoire et de maniement relativement long. Les lecteurs de glycémies de dernière génération déterminent la glycémie en 5 secondes. Ils nécessitent une fraction infime de sang, qu'il faut néanmoins prélever par un autopiqueur, en général au bout des doigts, la modernité des autopiqueurs n'empêchant pas une sensation douloureuse même minime. Si la fiabilité des nouveaux lecteurs, qui pourtant affichent deux chiffres après la virgule, n'est pas aussi bonne qu'un appareil de référence de laboratoire d'analyse, ils permettent aux patients diabétiques d'évaluer la situation quand ils le souhaitent et de prendre les décisions adéquates. La connaissance à quelques pourcents près de la glycémie est tout à fait suffisante dans cette indication.

Dans le diabète de type I, où les injections d'insuline sont multiquotidiennes, il faut connaître l'action de chaque injection d'insuline. En d'autres termes, il faut connaître le taux de glucose avant et après chaque repas, ce qui fait 6 fois par jour. Connaître de temps en temps la glycémie au coucher ou la nuit est également utile. Cela ne veut pas dire qu'il faut pratiquer 6 à 8 contrôles toutes les 24 heures, ce qui serait ni psychologiquement ni techniquement tenable. Il suffit de faire deux automesures quotidiennes, mais à heures différentes, pour voir revenir tous les 3 jours un chiffre pour les 6 contrôles les plus importants. Cela est tout à fait suffisant pour prendre des décisions thérapeutiques pertinentes.

Dans le diabète de type II, la mesure de la glycémie doit être beaucoup moins fréquente encore, de l'ordre de 5 à 6 contrôles mensuels. En effet, il n'est pas question d'adapter la posologie des médicaments. La mesure de la glycémie peut servir à rassurer, à évaluer l'effet d'une activité physique, d'un écart alimentaire, d'une maladie intercurrente ou de l'introduction d'un nouveau médicament. Elle peut aussi aider à comprendre un éventuel symptôme atypique qui peut se révéler être une hypo ou une hyperglycémie. Les firmes pharmaceutiques encouragent les contrôles très répétés. C'est le rôle du pharmacien d'expliquer aussi qu'un nombre beaucoup plus restreint est tout à fait suffisant et par ailleurs nécessaire.

Il existe plusieurs firmes commercialisant en France des lecteurs de glycémie. La rapidité du renouvellement du parc de ces lecteurs rend toute liste rapidement obsolète. Le tableau ci-après présente les caractéristiques des lecteurs actuellement populaires dans notre pays.

Lecteur	Consommable	Échelle	Volume de sang	Temps d'analyse
Freestyle Papillon	Électrodes	20 à 500 mg/dL	0,3 µL	5 à 15 s
Ascensia Confirm	Disques de 10 électrodes	10 à 600 mg/dL	2,5-3,5 µL	30 s
One Touch Ultra	Électrodes	20 à 600 mg/dL	1 µL	5 s
MEdiSence Optium	Électrodes	20 à 500 mg/dL	2,5 µL	20 s
GlucoMen Glyco	Électrodes	20 à 600 mg/dL	3-4 µL	30 s
Accu-Chek Active	Bandelettes	10 à 600 mg/dL	2 µL	5 s

Hémoglobine glycosylée

Appelée aussi hémoglobine glyquée ou HbA1c, il s'agit d'une glycosylation non enzymatique, post-traductionnelle, à l'extrémité N-terminale des chaînes bêta de l'hémoglobine normale majoritaire HbA. La liaison aldimine initialement instable est suivie d'un réarrangement d'Amadori irréversible. À chaque pic hyperglycémique se forment des molécules d'HbA1c qui s'accumulent dans le globule jusqu'à la fin de la vie de celui-ci. L'HbA1c reflète donc l'équilibre moyen des 3 derniers mois du diabétique et est indépendante de la glycémie ponctuelle simultanée, qu'elle soit haute ou basse. L'HbA1c est devenue un élément indispensable de la surveillance du diabétique. Elle pourrait même être le seul élément nécessaire pour le type II. Une RMO interdit à juste titre son dosage plus de 4 fois par an. En réalité, une majorité de diabétiques français n'ont malheureusement pas même un dosage annuel. En dehors de l'éventuelle détection de « tricheurs », ce qui signerait une relation thérapeutique désastreuse avec le patient, l'HbA1c notamment dans le type I ne remplace pas mais complète l'autosurveillance glycémique quotidienne pour vérifier que les objectifs thérapeutiques sont atteints. Rappelons par exemple que chez la femme enceinte, l'HbA1c doit être strictement normale avant même la conception à 6 % maximum, ainsi qu'en cas de rétinopathie diabétique évolutive par exemple, ou d'autres complications microangiopathiques. Dans le type II, une HbA1c à 8 % ou supérieure doit impérativement entraîner des changements thérapeutiques. Entre 6,5 et 8 %, en fonction du contexte, les décisions peuvent être différentes. Chez une dame âgée sans complication, un chiffre de 7,5 % est tout à fait acceptable.

REMARQUE La méthode de référence de dosage pour l'HbA1c est la chromatographie liquide à haute pression (CLHP en français, HPLC en anglais). Il s'agit d'une méthode délicate, en particulier température-dépendante. Beaucoup de méthodes électrophorétiques ou colorimétriques, de réalisation plus aisée, ne sont pas validées. La plupart des techniques par microcolonne ne sont pas fiables. Le laboratoire est obligé d'indiquer la méthode de dosage employée ainsi que sa norme (en général 4 à 6 %). Il existe un consensus international sur les méthodes de dosage et la méthode utilisée doit avoir été homologuée.

Fond d'œil

Il s'agit d'un terme courant bien qu'impropre ; il faut en effet parler plutôt d'examen ophtalmologique complet. Il doit être pratiqué tous les ans. Il comprend le chiffrage de l'acuité visuelle de près ou de loin, la biomicroscopie du segment antérieur avec une lampe à fente qui permet d'étudier la conjonctive, la cornée et l'iris. Il faut mesurer le tonus oculaire avec un tonomètre, maintenant à air. L'augmentation de la pression oculaire conduit au glaucome. L'examen propre du fond d'œil se fait avec un ophtalmoscope après dilatation. Une biomicroscopie de fond d'œil avec un verre à trois miroirs permet seule de faire une étude complète de toute la rétine, aussi bien centrale, au pôle postérieur, que périphérique.

Angiographie

Elle est réalisée après injection intraveineuse de fluorescéine. Des photographies des deux yeux sont prises de façon automatique de manière précoce et rapprochée puis plus tardives. Les zones mal vascularisées apparaissent en noir. La première angiographie est pratiquée après environ 5 ans de diabète et à la même fréquence ensuite. En cas de problème, elle peut-être beaucoup plus fréquente.

Rétinographie non mydriatique

Il s'agit d'une méthode d'apparition très récente. Un appareil automatique, qui peut être manié par un non-médecin, prend plusieurs photos du fond d'œil, sans dilatation. Ces photos numérisées peuvent être de plus télétransmises vers un centre de référence, où elles seront lues de façon systématique par des spécialistes. Cette méthode, peu invasive, probablement peu coûteuse, permet de réaliser des examens ophtalmologiques dans des régions géographiques où l'ophtalmologie est peu accessible. Les ophtalmologistes font partie des spécialistes dont le nombre diminue régulièrement. Le délai moyen pour obtenir un rendez-vous est supérieur à 6 mois. D'après des données de l'Assurance maladie, dans certaines régions, l'ophtalmologiste le plus proche habite à 70 km du lieu de résidence du patient...

Fonction glomérulaire

L'objectif est d'apprécier de façon la plus fiable possible la filtration glomérulaire. Il faut distinguer la pratique clinique de la recherche.

En routine, le dosage de l'urée est devenu obsolète. Il a été remplacé par le dosage de la créatinine plasmatique. La normale varie en fonction des laboratoires, de 60 à 120 µmol/L. À moindre degré que l'urée, la créatinine reste influencée par la masse musculaire. Il existe une formule dite de Cockroft et Gault qui permet une évaluation pragmatique fiable de la clairance de la créatinine en mL/minute :

$$\frac{K \times \text{poids (kg)} \times (140 - \text{âge})}{\text{Créatinine (µmol/L)}}$$

K = 1,04 chez la femme et 1,23 chez l'homme.

Les valeurs sont réputées non fiables aux âges extrêmes de la vie, en particulier après 80 ans. En pratique, les laboratoires de ville calculent automatiquement cette clairance grâce à cette formule alors que l'hôpital le fait rarement. Il existe des règlettes pas toujours maniables mais bien utiles distribuées gracieusement par l'industrie pharmaceutique.

En recherche, il faut des méthodes beaucoup plus sophistiquées. La clairance de l'inuline endogène est la méthode de référence. Il existe des clairances fondées sur l'injection de substances radioactives comme le chrome. Coûteuses, elles sont réservées à la fois à la recherche et aux centres hautement spécialisés.

Les valeurs fréquentes de clairance de créatinine sont de 120 ± 20 mL/min. Entre 30 et 60 mL/min, on parle d'insuffisance rénale modérée. En dessous, on parle d'insuffisance rénale sévère. À 10 mL/min, il s'agit d'insuffisance rénale terminale, dont la prise en charge nécessite la dialyse ou la transplantation.

L'atteinte de la filtration glomérulaire est marquée, en raison de la fragilité du capillaire diabétique, par l'apparition précoce d'albumine dans les urines.

Des comprimés ou des bandelettes réactives très anciens *(Albustix, Multistix)* permettent depuis « toujours » de détecter l'albumine si son taux est supérieur à 300-500 mg/24 heures. La positivité de ce dosage s'appelle macroprotéinurie.

Depuis quelques décennies, des dosages plus sophistiqués comme l'imunonéphélométrie laser ou la radioimmunologie, plus classique, permettent de mesurer les taux inférieurs. Entre 30 et 300 mg/24 heures, on parle donc de microalbuminurie. Seul un tiers des patients diabétiques présenteront une micro/macroprotéinurie. Sa présence traduit une atteinte rénale débutante mais l'évolution vers la déchéance de la fonction rénale reste très rare. En revanche, cette fuite représentant de manière simple la fragilité du capillaire du diabétique en général, sa positivité est corrélée à un risque accru de complications, en particulier cardiovasculaires.

Ponction-biopsie rénale

Il s'agit du prélèvement d'un fragment rénal à l'aide d'une aiguille adaptée permettant d'analyser au microscope la structure du tissu rénal. Seul cet examen peut formellement identifier la présence d'une néphropathie diabétique, tous les autres signes biologiques étant partagés par beaucoup d'atteintes néphrologiques. Cet examen est rarement pratiqué chez le diabétique, peut-être à tort car on pense que toute atteinte rénale chez lui est forcément due au diabète. Il y a probablement une sous-estimation de néphropathie d'autres causes qui pourraient bénéficier d'autres traitements.
Les recherches d'atteinte tubulaire ou les mesures du flux plasmatique rénal sont réservées essentiellement à la recherche.

Examen cytobactériologique des urines

Très longtemps, l'examen cytobactériologique des urines (ECBU) était recommandé plusieurs fois par an chez le diabétique. Ce raisonnement était fondé sur le caractère asymptomatique de telles infections, leurs fréquences augmentées, et le danger supplémentaire qu'elles représentent pour un rein déjà menacé. Cette recherche est devenue moins systématique. Il s'agit probablement d'une erreur : l'examen est peu coûteux, sans danger, fiable. Les surinfections urinaires sournoises chez le diabétique sont probablement moins fréquentes que l'on croyait mais pour ceux qui en sont atteints, il s'agit d'une majoration très importante du risque de déchéance de la fonction rénale à terme.

Neurologie

Le *monofilament Nylon* est un examen complémentaire d'apparition récente et remarquée dans l'étude de la neuropathie diabétique. Le défaut de perception de la simple pression d'un filament gradué, au niveau de zones répertoriées du pied, signe une atteinte neuropathique. Ces monofilaments sont distribués gratuitement par beaucoup de firmes impliquées dans le traitement du diabète. Tout médecin doit en avoir à sa disposition. La perte de perception du monofilament est extrêmement corrélée aux signes cliniques et à l'évolution des troubles, contrairement aux examens électrophysiologiques. Les vitesses de conduction nerveuse sensitives ou motrices sont un reflet très infidèle des atteintes cliniques. Leur diminution modérée peut néanmoins être observée. L'ensemble des partenaires de santé diabétologues ou neurologues ne les recommandent donc pas en routine. Quant aux études morphologiques, biopsie du nerf, elles pourraient être plus spécifiques mais leur difficulté les fait réserver à la recherche de pointe.

Partie III

Médicaments

Hypoglycémiants oraux

Sulfamides hypoglycémiants

Effets indésirables

Les principaux effets indésirables sont représentés par :

- une hypoglycémie ;
- des réactions cutanées : érythème, prurit, urticaire, éruptions maculo-papuleuses, dermatoses bulleuses (un syndrome de Lyell peut exceptionnellement survenir avec certains sulfamides) ;
- des troubles digestifs : nausées, vomissements, gastralgies, diarrhée, constipation ;
- des troubles hépatiques : ictère cholestatique, élévation des transaminases ;
- des troubles hématologiques (réversibles) : thrombopénie, leucopénie, agranulocytose, anémie hémolytique, aplasie médullaire, pancytopénie.

Interactions médicamenteuses

▶ L'association au miconazole (voie générale et gel buccal) est contre-indiquée : augmentation de l'effet hypoglycémiant.

▶ L'association à certains médicaments est déconseillée : alcool (effet antabuse et augmentation de la réaction hypoglycémique), danazol (effet diabétogène), phénylbutazone par voie générale (majoration de l'effet hypoglycémiant).

▶ D'autres médicaments peuvent être associés en respectant des précautions d'emploi :

- tous les bêtabloquants masquent certains symptômes de l'hypoglycémie (palpitations, tachycardie) ; la plupart des bêtabloquants non cardiosélectifs majorent l'incidence et la sévérité de l'hypoglycémie ;
- la chlorpromazine, les corticoïdes, certains bêta-2-stimulants élèvent la glycémie ;
- le fluconazole et les IEC augmentent l'effet hypoglycémiant ;
- les salicylés à fortes doses majorent l'effet hypoglycémiant (action hypoglycémiante de l'acide acétylsalicylique et déplacement du sulfamide de sa liaison aux protéines plasmatiques).

Metformine

Effets indésirables

▶ L'effet indésirable le plus fréquent est représenté par des troubles digestifs : nausées, vomissements, et des diarrhées, qui surviennent plus fréquemment en début de traitement ; leur persistance impose un arrêt du traitement.

- L'acidose lactique est une complication redoutable, heureusement rare, mais souvent mortelle ; elle est surtout concomitante d'un surdosage ou d'une insuffisance rénale et/ou hépatique. Il faut connaître les signes prémonitoires : nausées, vomissements, crampes, douleurs abdominales, malaise et asthénie.

Interactions médicamenteuses

- L'association au danazol *(Danatrol)* reste déconseillée (effet diabétogène) ainsi que l'association à l'alcool (risque majoré d'acidose lactique).
- L'association à d'autres médicaments nécessite parfois des précautions d'emploi : la chlorpromazine, les corticoïdes, certains bêta-2-stimulants élèvent la glycémie. Les diurétiques, les produits de contraste iodés majorent le risque d'acidose lactique.

Inhibiteurs des alpha-glucosidases

Effets indésirables

Les principaux effets indésirables sont représentés par des troubles digestifs (dose-dépendants) : dyspepsie, météorisme, flatulence, diarrhées, douleurs abdominales ; une élévation des transaminases est possible.

Interactions médicamenteuses

Leur absorption intestinale est réduite par les topiques gastro-intestinaux : ces derniers doivent être pris à distance (après 2 heures d'intervalle).

Glinides

Effets indésirables

- Troubles de la vision.
- Troubles digestifs : douleurs abdominales, nausées, vomissements, diarrhée, constipation.
- Plus rarement : augmentation des enzymes hépatiques, réactions d'hypersensibilité cutanée (prurit, rougeur).
- Les hypoglycémies sont possibles.

Précautions d'emploi

Les glinides sont à éviter chez la femme enceinte ; de même, il faut éviter l'allaitement.

Interactions médicamenteuses

- Augmentation de l'effet : bêtabloquants non sélectifs, salicylés, AINS, alcool, IMAO.
- Diminution de l'effet : contraceptifs oraux, corticoïdes, hormones thyroïdiennes.

Glitazones

Effets indésirables

Ces effets sont essentiellement décrits lorsque les glitazones sont associées à la metformine ou aux sulfamides hypoglycémiants :

→ hypoglycémie ;

→ anémie ;

→ prise de poids, céphalées ;

- nausées, douleurs abdominales, flatulence, dyspepsie.

Interactions médicamenteuses

Néant, en pratique médicale courante.

Associations médicamenteuses

L'observance peut être améliorée par des prises moins fréquentes de médicaments ; récemment, deux spécialités ont été commercialisées :

- *Glucovance :* il s'agit d'une association fixe de metformine et de glibenclamide venant en substitution d'une bithérapie par metformine et glibenclamide chez des patients dont l'équilibre glycémique est stable et bien contrôlé ;
- *Avandamet :* c'est une association fixe de rosiglitazone et de metformine s'adressant aux patients dont l'HbA1c n'est pas très élevée et à ceux ayant une surcharge pondérale et insuffisamment équilibrés par leur dose maximale tolérée de metformine seule.

Effets indésirables

Certaines réactions locales peuvent survenir : érythème, douleur au point d'injection ou exceptionnelles réactions allergiques.

Interactions médicamenteuses

Les précautions d'emploi relatives à l'association des hypoglycémiants oraux à d'autres médicaments (voir chapitre précédent) s'appliquent à l'utilisation de l'insuline; il faut encore signaler la nécessité de renforcer l'autosurveillance lors de l'association avec l'octréotide ou le lanréotide (diminution des besoins en insuline par diminution de la sécrétion du glucagon endogène) ainsi qu'avec les salicylés à fortes doses (majoration de l'effet hypoglycémiant).

Agonistes dopaminergiques

Le plus utilisé est la bromocriptine *(Parlodel)*, alcaloïde dérivé de l'ergot de seigle.

En cas de résistance ou de mauvaise tolérance à la bromocriptine, on peut essayer d'autres agonistes dopaminergiques comme la cabergoline *(Dostinex)*, ou le quinagolide *(Norprolac)*...

Ils freinent la sécrétion de prolactine par les cellules lactotropes hypophysaires. La normalisation est obtenue dans 90 % des cas.

Les agonistes dopaminergiques peuvent aussi réduire le volume tumoral des adénomes dans 2/3 des cas. Ils sont utilisés dans le traitement médical des hyperprolactinémies, qu'elles soient secondaires à un adénome à prolactine, ou aux autres causes d'hyperprolactinémie.

Ils sont administrés par voie orale à dose progressive, puis en réduisant progressivement la posologie lorsque la prolactinémie est normalisée, jusqu'à une dose d'entretien.

La réapparition de la fertilité impose chez la jeune femme ne désirant pas de grossesse des mesures associées immédiates dès la mise en route du traitement (contraception mécanique ou progestatifs car les œstroprogestatifs sont contre-indiqués dans les adénomes à prolactine).

Ce traitement est un traitement chronique car son arrêt entraîne une élévation de la prolactinémie et une réaugmentation du volume tumoral.

Effets indésirables

- Nausées.
- Hypotension orthostatique, malaises.
- Céphalées, asthénie, étourdissements, vertiges, douleurs abdominales, constipation.
- Hallucinations (exceptionnelles) et troubles de l'humeur.
- Phénomène de Raynaud.

Interactions médicamenteuses

Leur association est contre-indiquée avec les neuroleptiques et déconseillée avec les alcaloïdes de l'ergot de seigle (risque de vasoconstriction et/ou de poussée hypertensive), les macrolides, les sympathomimétiques alpha (risque de vasoconstriction et/ou d'hypotension orthostatique).

Précautions d'emploi

- La tolérance au traitement peut être réduite par absorption simultanée d'alcool.
- En début de traitement, une surveillance tensionnelle est conseillée.

Analogues de la somatostatine

Leur indication en endocrinologie est le traitement médical de l'acromégalie (hypersécrétion d'hormone de croissance par un adénome hypophysaire).
Les analogues de la somatostatine freinent la sécrétion d'hormone de croissance par leur effet inhibiteur sur les cellules somatotropes hypophysaires.
Ils doivent être poursuivis indéfiniment car ils sont purement suspensifs sur l'hypersécrétion de GH.
Ils s'administrent par voie sous cutanée, le patient s'injectant lui-même le médicament.
Il existe une forme à durée d'action courte (octréotide : S*andostatine*) et une forme à libération prolongée, administrée à raison d'une injection tous les 10 à 14 jours(octréotide LP :*Sandostatine LP* et lanréotide : *Somatuline LP*).

Effets indésirables

- Localement, il existe une possibilité de réaction aux points d'injection (douleur, œdème, éruption), qui est de courte durée.
- Des troubles digestifs modérés et transitoires peuvent survenir : anorexie, nausées, vomissements, douleurs abdominales, ballonnement, diarrhée, stéatorrhée.
- Des cas de lithiase vésiculaire peuvent éventuellement s'observer dans 10 à 20 % des cas, en utilisation prolongée, pouvant se compliquer exceptionnellement de pancréatite aiguë.
- Au plan biologique ont été signalés quelques cas de perturbation passagère de la glycorégulation (hypo ou hyperglycémie) ainsi qu'exceptionnellement des élévations des enzymes hépatiques et de la bilirubine, réversibles après l'arrêt du traitement.
- Rarement une chute des cheveux a pu être observée sous octréotide.

Interactions médicamenteuses

- Ciclosporine : baisse des concentrations de ciclosporine (diminution de l'absorption intestinale de ciclosporine) nécessitant une augmentation des doses de ciclosporine sous contrôle des concentrations sanguines et réduction de posologie après arrêt du traitement par analogues de la somatostatine.
- Insuline : risque d'hypoglycémie (diminution des besoins en insuline par diminution de la sécrétion du glucagon endogène).

Précautions d'emploi

- Il existe une perturbation de la glycorégulation en raison de l'effet inhibiteur de la somatostatine sur la GH, le glucagon et l'insuline. Chez le sujet normoglycémique, on peut observer des élévations passagères de la glycémie ne nécessitant pas de traitement. Chez le diabétique, il faut renforcer l'autosurveillance pour adapter la posologie (diminution des besoins en insuline durant le traitement par agonistes dopaminergiques).

- La possibilité d'apparition de lithiase vésiculaire doit faire réaliser une échographie vésiculaire avant de débuter le traitement, puis tous les 6 mois.
- En cas d'insuffisance hépatique ou rénale, les fonctions de ces deux organes doivent être contrôlées afin d'adapter, si nécessaire, la posologie.
- On ne dispose pas d'étude chez l'enfant. Les analogues de la somatostatine sont contre-indiqués pendant la grossesse et en cas d'allaitement.

Antithyroïdiens de synthèse

On utilise principalement le carbimazole (*Néomercazole :* comprimés à 5 ou 20 mg) et le propylthiouracile (*PTU*, comprimés à 50 mg). *PTU* n'est disponible qu'auprès des pharmacies hospitalières. Leurs mécanismes d'action se situent au niveau de la synthèse des hormones thyroïdiennes. Ils inhibent certaines enzymes indispensables à la synthèse des hormones thyroïdiennes. De plus, *PTU* a une action périphérique en inhibant la conversion de T4 en T3. Les antithyroïdiens de synthèse ont un délai d'action de 10 à 15 jours. *PTU* sera privilégié en cas d'hypothyroïdie très sévère ou en cas de surcharge iodée.

Le traitement sera initié par une dose d'attaque (20 à 60 mg) pendant 1 à 2 mois puis les doses seront baissées progressivement, pour atteindre en 3 ou 4 mois une dose d'entretien, qui sera poursuivie environ 18 mois dans le cas de maladie de Basedow.

Effets secondaires principaux

Ils surviennent chez moins de 5 % des patients :

- ➜ agranulocytose, pouvant être annoncée par de la fièvre, une angine, une infection, nécessitant l'arrêt du traitement et la réalisation d'une numération-formule sanguine en urgence ;
- ➜ réactions allergiques : cutanées (prurit, éruption, urticaire), fièvre, érythème, arthralgies, myalgies, courbatures, nécessitant également l'arrêt du traitement ;
- ➜ rares cas d'agueusie.

Précautions d'emploi

Surveillance de la numération-formule sanguine tous les 10 jours pendant les deux premiers mois de traitement.

Hydrocortisone

Traitement substitutif de l'insuffisance surrénalienne, l'hydrocortisone se prescrit en respectant le cycle nycthéméral. On donne 2/3 de la dose le matin et 1/3 entre 12 et 16 heures. La dose habituelle chez l'adulte est de 30 mg par jour.

Effets secondaires principaux

Ils sont essentiellement liés à des problèmes de sur ou de sous-dosages en hydrocortisone.

Précautions d'emploi

Aux doses correctes, l'équilibre hydro-électrolytique est maintenu de façon adéquate. Le régime doit être normalement salé et non pas hyposalé. La dose sera multipliée par 2 ou 3 en cas de stress ou d'infection. Les inducteurs enzymatiques sont susceptibles de diminuer les taux plasmatiques de l'hydrocortisone.

Hormonothérapie thyroïdienne

Les hormones thyroïdiennes peuvent être prescrites soit comme traitement substitutif afin de permettre le retour en euthyroïdie, soit comme traitement freinateur afin de contrôler la sécrétion de TSH comme dans le cas des cancers thyroïdiens différenciés. Il existe des présentations ne contenant que de la LT4 *(Lévothyrox, L-thyroxine)* et d'autres ne contenant que de la LT3 *(Cynomel)*. La dose moyenne de LT4 est de 100 à 150 µg/jour. La demi-vie de 7 jours de la LT4 permet une seule prise quotidienne.

Précautions d'emploi

L'absorption de la LT4 peut être modifiée en cas de prise concomitante de colestyramine, de diphénylhydantoïne, de sels de fer, de propranolol. De plus les pathologies intestinales comme les pullulations microbiennes, les entéropathies peuvent modifier l'absorption de la LT4. Les patients coronariens devront faire l'objet d'une prise en charge spécifique afin de limiter le risque de décompensation de leur pathologie cardiaque.

Effets indésirables

- Signes d'hyperthyroïdie (nervosisme, palpitation, insomnie, amaigrissement…).
- Aggravation de toute cardiopathie (angor, trouble du rythme…).

Iode radioactif

L'iode 131 est l'isotope de choix. Le captage de l'iode radioactif dans les composés organiques de synthèse des cellules thyroïdiennes permet une irradiation interne protégeant les autres organes. La dose proposée est fonction du type de pathologie à traiter. Un cancer thyroïdien sera traité avec une dose de l'ordre de 100 millicuries alors qu'une hyperthyroïdie liée à une maladie de Basedow recevra une dose de quelques millicuries (3 à 5). L'iode 131 est bien évidemment contre-indiqué chez la femme enceinte. Un délai de 2 ans est conseillé après un traitement pour envisager une grossesse.

Partie IV

Textes officiels

Références médicales opposables

Diabète non insulinodépendant (DNID = type II)

▸ Il n'y a pas lieu de commencer un traitement médicamenteux en l'absence de critères de diagnostic suffisants (glycémie ≥ 1,40 g/L à deux reprises ou glycémie à jeun comprise entre 1,00 g/L et 1,4 g/L et glycémie 2 heures après charge orale de 75 g de glucose ≥ 2,00 g/L).

▸ Il n'y a pas lieu de prescrire un dosage de l'hémoglobine glyquée dans un but de dépistage.

▸ Il n'y a pas lieu de prescrire une hyperglycémie provoquée par voie orale quand la glycémie à jeun est ≥ 1,40 g/L à deux reprises.

▸ Il n'y a pas lieu de prescrire une hyperglycémie provoquée par voie orale comme examen de surveillance d'un diabétique.

▸ Il n'y a pas lieu de doser l'hémoglobine glyquée plus d'une fois tous les 3 mois dans la surveillance d'un patient atteint de DNID, sauf cas particulier.

▸ Il n'y a pas lieu d'associer deux sulfamides hypoglycémiants.

▸ Il n'y a pas lieu de prescrire un biguanide ou un sulfamide hypoglycémiant :

→ sans avoir vérifié la fonction rénale au préalable ;
→ sans surveillance de la créatininémie.

▸ Il n'y a pas lieu de prescrire un biguanide en cas :

→ d'insuffisance rénale ;
→ d'insuffisance cardiaque, respiratoire ou hépatique ;
→ d'infarctus du myocarde récent ;
→ de risque d'ischémie tissulaire aiguë.

▸ Il n'y a pas licu, chez les sujets de plus de 65 ans, d'utiliser des sulfamides hypoglycémiants de demi-vie longue (carbutamide) et des sulfamides présentés dans une forme à libération prolongée.

▸ Il n'y a pas lieu, chez les sujets de plus de 65 ans, de commencer un traitement par sulfamides hypoglycémiants sans utiliser des doses initiales réduites.

Prescription du dosage des hormones thyroïdiennes[1] chez l'adulte

▸ Il n'y a pas lieu de prescrire un dosage des hormones thyroïdiennes dans le cadre de bilans biologiques effectués chez des patients asymptomatiques[2].

1. Par « hormones thyroïdiennes », il faut entendre TSH et hormones thyroïdiennes.
2. Par « patients asymptomatiques », il faut entendre les patients ne présentant pas d'éléments d'orientation vers une pathologie thyroïdienne, tirés des antécédents, de l'interrogatoire (notamment la prise de médicaments pouvant interférer avec la fonction thyroïdienne), de l'examen clinique ou des résultats d'examens complémentaires.

▶ Il n'y a pas lieu, devant un patient pour lequel on recherche une hypothyroïdie suspectée cliniquement, de doser la T3L.

▶ Il n'y a pas lieu, chez un patient qui reçoit un traitement hormonal substitutif pour une hypothyroïdie, de doser parmi les examens de surveillance la T3L s'il est traité par L-thyroxine, ou la T4L s'il est traité par tri-iodothyronine.

▶ Il n'y a pas lieu, au cours de la surveillance d'un patient atteint d'une hypothyroïdie, recevant un traitement substitutif, une fois l'équilibre du traitement atteint et en l'absence de pathologie cardiovasculaire, de répéter les dosages hormonaux plus de deux fois par an.

Prise en charge des hypercholestérolémies (HC) chez l'adulte

En l'absence de pathologie ou de traitement (contraceptifs oraux, notamment) pouvant interférer avec les lipides :

▶ Il n'y a pas lieu, chez un patient jeune (homme de moins de 50 ans, femme avant la ménopause), sans dyslipidémie et sans facteur de risque[3], dont les résultats d'une première mesure, après 12 heures de jeûne, du cholestérol total et des triglycérides sont normaux, de répéter ce dosage avant 5 ans.

▶ Il n'y a pas lieu, chez un homme après 50 ans, sans facteur de risque et dont les résultats d'une première mesure, après 12 heures de jeûne, du cholestérol total et des triglycérides sont normaux, de répéter ce dosage avant 3 ans.

▶ Il n'y a pas lieu, chez une femme après la ménopause, sans facteur de risque et dont les résultats d'une première mesure, après 12 heures de jeûne, du cholestérol total et des triglycérides sont normaux, de répéter ce dosage avant 3 ans.

▶ Il n'y a pas lieu, chez les patients porteurs de facteurs de risque, et/ou suivant une thérapeutique hypolipidémiante hygiéno-diététique, de répéter les dosages plus d'une fois tous les 6 mois, une fois les valeurs cibles[4] atteintes et stabilisées.

▶ Il n'y a pas lieu, si une dyslipidémie est dépistée, de prescrire, dans le cadre de l'exploration d'une anomalie lipidique, d'autres examens que le dosage[5] du cholestérol total, du cholestérol HDL (permettant le calcul du LDL-cholestérol) et des triglycérides.

Hypolipidémiants

▶ Il n'y a pas lieu d'instaurer une prise en charge thérapeutique en cas d'hyperlipidémie sans confirmation de l'anomalie lipidique.

3. Facteurs de risque autres qu'une dyslipidémie : signes évocateurs de maladie artérielle (HTA, notamment diabète sucré, tabagisme, surpoids (surtout avec morphotype androïde, même si le surpoids est modeste), histoire familiale d'athérosclérose prématurée (infarctus du myocarde ou mort subite avant 55 ans chez un parent direct ou dans la fratrie).

4. Valeurs du LDL cholestérol, trouvées lors de plusieurs mesures. On calcule la valeur du LDL cholestérol grâce à une formule simple, la formule de Friedwal, qui nécessite de connaître le cholestérol total, le cholestérol HDL et les triglycérides. La formule de Friedwald modifiée s'écrit ainsi :
– valeur pondérale : LDL Chol = Chol total – (HDL Chol + 0,16 × Tg) ;
– valeur molaire : LDL Chol = Chol total – (HDL Chol + 0,37 × Tg).

5. Prélèvement effectué après 12 heures de jeûne.

Catégorie de patients ayant une élévation du LDL-cholestérol	Valeur d'instauration du traitement diététique	Valeur cible	Valeur d'instauration du traitement médicamenteux	Valeur cible
Prévention primaire des hommes de moins de 45 ans ou femmes non ménopausées n'ayant aucun facteur de risque	> 2,20 (5,7)*	< 1,60 (4,1)	Pas d'indication en première intention	
Prévention primaire des hommes de moins de 45 ans ou femmes non ménopausées n'ayant aucun autre facteur de risque après échec de la diététique			> 2,20 (5,7)* Malgré une diététique suivie pendant 6 mois	< 1,60 (4,1)
Prévention primaire des sujets ayant un autre facteur de risque	> 1,60 (4,1)	< 1,60 (4,1)	> 1,90 (4,9)	< 1,60 (4,1)
Prévention primaire des sujets ayant au moins deux autres facteurs de risque	> 1,30 (3,4)	< 1,30 (3,4)	> 1,60 (4,1)	> 1,30 (3,4)
Prévention secondaire des sujets ayant une maladie coronaire patente	> 1,30 (3,4)	< 1,00 (2,6)	> 1,30 (3,4) Malgré une diététique suivie pendant 3 mois	< 1,00 (2,6)

Les valeurs sont en g/L (mmol/L).
* Entre 4,1 et 5,7 mmol/L (1,60 à 2,20 g/L) de LDL-cholestérol, en prévention primaire chez des sujets sans autre facteur de risque, des conseils hygiéno-diététiques sont nécessaires : encourager l'activité physique, le contrôle pondéral, limiter les apports glucidolipidiques et la consommation de boissons alcoolisées.

- Il n'y a pas lieu de prescrire des médicaments hypolipidémiants dans les hypercholestérolémies secondaires[6] ou iatrogènes sans traiter la maladie causale ou sans réévaluer l'intérêt du traitement responsable.
- Il n'y a pas lieu de prescrire des médicaments hypolipidémiants au cours de la grossesse, sauf en cas d'hypertriglycéridémie majeure.
- Il n'y a pas lieu de prescrire des médicaments hypolipidémiants en prévention primaire[7], sauf si la diététique hypocholestérolémiante, effectivement menée pendant 3 à 6 mois, se révèle inefficace; les hypocholestérolémies majeures familiales ne sont pas concernées.
- Il n'y a pas lieu d'associer plusieurs hypocholestérolémiants de la même classe pharmacologique.
- Il n'y a pas lieu d'associer statine et fibrate, en raison du risque d'addition des effets indésirables, notamment musculaires, sauf en cas d'hyperlipidémies sévères non contrôlées et associées à un risque vasculaire élevé.
- Il n'y a pas lieu de prescrire de statines dans une hypertriglycéridémie endogène pure.

6. Dyslipidémies secondaires survenant au cours du diabète, de l'hypothyroïdie, du syndrome néphrotique...
7. Le terme de prévention primaire est utilisé en l'absence d'affection coronaire et celui de prévention secondaire, chez les malades ayant déjà eu une affection coronaire.

Recommandations* de l'ANAES

Suivi du patient diabétique de type II

Rythme des consultations pour un patient diabétique de type II non compliqué dont l'équilibre est stable

Tous les 3-4 mois	Une fois par an
Interrogatoire	
Éducation (autonomie, règles hygiéno-diététiques....) Observance du traitement Autosurveillance glycémique (si prescrite) Problèmes psychosociaux	Éducation (autonomie, règles hygiéno-diététiques...) Observance du traitement Autosurveillance glycémique (si prescrite) Problèmes psychosociaux Tabagisme ? Évaluation complémentaire de la prise en charge de sa maladie par le patient : « Savez-vous quels sont les résultats du dépistage des complications ? », « Quand devez-vous être dépisté de nouveau ? » Symptômes de complications cardiovasculaires ou neurologiques Pour les femmes en âge de procréer : contraception ou désir d'enfant ?
Examen clinique	
Poids Tension artérielle Examen des pieds	Examen clinique complet et en particulier : – examen des pieds : état cutané, neuropathie sensitive (monofilament Nylon ± diapason) – réflexes ostéotendineux – palpation des pouls – recherche des souffles abdominaux, fémoraux et carotidiens – recherche d'une hypotension orthostatique – examen de la bouche, de la sphère ORL, de la peau
Examens paracliniques	
HbA1c	Examen par un ophtalmologiste ECG de repos Bilan lipidique à jeun : LDL, HDL, triglycérides et cholestérol total Créatininémie et calcul de la clairance par la formule de Cockcroft Protéinurie et hématurie, recherche d'infection par bandelettes urinaires Si pas de protéinurie, recherche de microalbuminurie

* Le texte intégral des « Recommandations pour la pratique clinique – Suivi du patient diabétique de type II à l'exclusion du suivi des complications » est consultable sur le site de l'ANAES http://www.anaes.fr.

Lors de la première visite d'un patient diabétique :

- ➜ pour les patients dont le diabète est déjà connu : anamnèse du diabète, traitement actuel et résultats des bilans précédents ;
- ➜ diabète nouvellement diagnostiqué : recherche de signes en rapport avec un diabète secondaire ;
- ➜ pour tous : antécédents médicaux, traitement en cours, antécédents familiaux coronariens, d'hypertension artérielle et de dyslipidémie, habitudes alimentaires et activité physique, statut socioéconomique ;
- ➜ diagnostic éducatif : Que sait-il ? Quelles sont ses possibilités ?

Index

Index des noms commerciaux

Index DCI

Imprimé en France
FROC031215240820
24933FR00013B/124